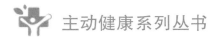
主动健康系列丛书

YINGYANG ZHUDONG JIANKANG

营养主动健康

组织编写　广西医学科学院·广西壮族自治区人民医院

主　　编　黎君君　李　健　尹　东　吴伦清　潘　宇

广西科学技术出版社

·南宁·

图书在版编目（CIP）数据

营养主动健康 / 黎君君等主编. —南宁：广西科
学技术出版社，2024.5
　　（主动健康系列丛书）
　　ISBN 978-7-5551-2192-3

　　Ⅰ.①营… Ⅱ.①黎… Ⅲ.①健康—关系—营养卫生
Ⅳ.①R151.4

中国国家版本馆CIP数据核字（2024）第099503号

营养主动健康

主编　黎君君　李　健　尹　东　吴伦清　潘　宇

责任编辑：程　思		装帧设计：韦宇星	
助理编辑：黎　奚		责任印制：陆　弟	
责任校对：冯　靖			

出 版 人：梁　志　　　　　　　　　　出版发行：广西科学技术出版社
社　　址：广西南宁市东葛路 66 号　　邮政编码：530023
网　　址：http://www.gxkjs.com
印　　刷：广西民族印刷包装集团有限公司

开　　本：787 mm×1092 mm　　1/16
字　　数：259 千字　　　　　　　　　　印　　张：14.25
版　　次：2024 年 5 月第 1 版　　　　　印　　次：2024 年 5 月第 1 次印刷
书　　号：ISBN 978-7-5551-2192-3
定　　价：128.00 元

《营养主动健康》
编委会

（除备注工作单位外，其他人员工作单位均为广西医学科学院·广西壮族自治区人民医院）

主　编：黎君君　李　健　尹　东　吴伦清　潘　宇
副主编：张献丹　彭依玲　梁　路　莫晓荣　林燕彬
　　　　黄春满
编　者：叶　琨　黄　丹　周礼元　黄建皓　黄新翔
　　　　廖珂华　黄陆颖　曹宇华　庞　强　谢嫣嫣
　　　　蓝春晗　陈　玲（防城港市第一人民医院）
　　　　李有政（广西壮族自治区南溪山医院）
参与资料收集人员：黄　婷　陈一萍

序 一

━━◆◆◆◆━━

健康是人类永恒的话题，也是人类终其一生所追求的目标。健康是人生幸福的源泉，是生命之基。当前全球面临着诸多公共卫生挑战，人民对高质量健康的需求不断推动着健康新质生产力的发展，全人群主动寻求健康是新时代对健康的新定位、新要求，同时赋予健康新的时代内涵。从影响健康因素的广泛性出发，顺应新时代发展需求，变"被动医疗"为"主动健康"，推动"以治病为中心"向"以人民健康为中心"转变，积极探索构建主动健康服务体系，全方位地关注全人群的全生命周期健康。

广西医学科学院·广西壮族自治区人民医院发挥主动健康服务示范引领作用，着力构建主动健康服务体系，连续三年推动"构建主动健康服务体系"写入自治区政府工作报告，"倡导'主动健康'"概念写入《广西卫生健康发展"十四五"规划》。大河奔流，涓滴汇聚，理论先行，实践紧随。广西医学科学院·广西壮族自治区人民医院率先以理论筑基，用实践探究真理，先后出版《主动健康理论与实践》《主动健康服务体系》两本专著，为主动健康与主动健康服务体系打牢理论根基，构建"3+1+2"主动健康信息平台和"5+1"主动健康APP，先后成立二三级主动健康中心，引领主动健康服务体系实质性建设推进。

扎根沃土，枝叶凌云。变被动为主动，全面提升全人群的健康主观能动性，将药物治疗转化为以非药物治疗为主的"预防为主""主动干预"和"自我健康管理"。广西医学科学院·广西壮族自治区人民医院重点围绕营养、运动、睡眠、心理和中医等方面，在主动健康根基理论的基础之上散发枝叶，充分发挥专科建设的优势，对眼、鼻、乳腺等重点学科进行主动健康理论与实践的探索，焦点化探索主动健康学科发展，组织编写"主动健康系列丛书"。丛书分为《鼻主动健康》《眼主动健康》《乳腺主动健康》《睡眠主动健康》《运动主动健康》《营养主动健康》《中医主动健康》和《心理主动健康》八个分册，以不同专科的视角为切入点，进一步充实和丰富了主动健康的内涵，也为多学科协同开展主动健康管理实践给予了针对性的指导。

八本书聚焦各自领域在主动健康方面的理论研究和实践应用，内容翔实明了，具有较强的理论指导性和实践操作性，对八个学科主动健康的细化发展具有里程碑式的意义，为八个学科的发展注入新生且澎湃的力量，使未来的发展有了新的方向。八本书打破教科书式的晦涩难懂、"有教无类"的局面，不再局限于专业的医学人士，而是人人都可以看懂的、通俗的、富有内涵的、指导性意义较强的图书，对于提高人群的健康主观能动性具有重要意义，是一套值得推荐并仔细品读的作为健康生活指南的好书。

北海虽赊，扶摇可接。主动健康的新赛道已开辟，还有诸多细化的领域等着仁人志士一起探索，在肥沃的土地与扎实的根基上静待花开。

中国工程院院士

中南大学临床药理研究所所长

序 二

　　山因脊而雄，屋因梁而固。一人健康是立身之本，人民健康是立国之基。

　　健康是促进人类全面发展的必然要求，是经济社会发展的基础条件，是民族昌盛和国家富强的重要标志，也是广大人民群众的共同追求。《"健康中国2030"规划纲要》提出了"健康中国"建设的目标和任务。党的二十大报告指出，要把保障人民健康放在优先发展的战略位置，完善人民健康促进政策。这就要求我们从影响健康因素的广泛性出发，关注生命全周期、健康全过程，将维护人民健康的范畴从疾病防治拓展到影响健康的各个领域，将健康理念融入各项政策，实现健康与经济社会协调发展。以"预防为主""主动干预""广泛参与""自我管理"等为特征的主动健康逐渐受到社会和知识界的关注。

　　主动健康是以政府为主导，充分调动全社会的积极性，强调个人是健康的第一责任人，以信息学和生物组学等新技术为支撑，推行健康生活方式，有效监测和干预健康危险因素，促进全民健康的健康管理新模式。主动健康更强调主动获取健康信息和实施有利于健康的行为，强调个人是自我健康的责任人，并重视人类主动选择健康行为的能力，是从"治已病"到"治未病"的转变。

　　在一系列国家战略背景下，主动健康模式应运而生，至此，主动健康服务的良性发展环境已形成。主动健康服务体系是依托主动健康技术，连续动态采集健康信息，组建健康大数据队列，构建全方位、全人群、全生命周期危险因素控制、行为干预、疾病管理和健康服务的技术与产业支撑体系。构建主动健康服务体系对于提升全民健康主观能动性、提高全民健康素养水平、减少非必要药物干预和降低医疗费用等具有重要意义，也是增进人民健康福祉、建设"健康中国"的重要举措。

"十四五"时期是加快建设健康广西、推动卫生健康事业高质量发展的关键时期。推进建设健康广西，是当前努力满足全区各族人民健康新期盼的一项迫切任务。广西高度重视主动健康服务体系的构建。在广西医学科学院·广西壮族自治区人民医院的推动下，"构建主动健康服务体系"已连续三年被写入自治区政府工作报告，"倡导'主动健康'概念"也被写入《广西卫生健康发展"十四五"规划》。

为深入贯彻习近平总书记关于卫生健康领域的重要讲话和重要指示精神，广西医学科学院·广西壮族自治区人民医院从理论和实践两方面先行、先试探索构建主动健康服务体系，将取得的成效积极在全区推广应用，为建设健康广西做出应有贡献。一方面，主动健康理论研究团队相继出版《主动健康理论与实践》《主动健康服务体系》专著，为主动健康的实践提供了理论基础；另一方面，主动健康实践团队通过完善"3+1+2"主动健康信息平台和"5+1"主动健康APP，做好五级主动健康中心的推广应用，深化与主动健康第三产业的链接，推动主动健康实践走进广西千家万户，由自治区到14个地级市到111个县（市、区）到1118个镇（乡），再到14164个村，实现从"以治病为中心"到"以人民健康为中心"的转变。

被动医疗建立在还原论的基础上，通过打针、吃药、手术等手段防御和治疗疾病。而主动健康则建立在复杂性科学的基础上，认为人体是一个开放的复杂系统，采用物理、心理、营养等主动干预策略，可增强人体的健康能力与生命活力，进而保持健康状态。由此可见，饮食、运动、睡眠、营养、中医、心理健康等方面在实现主动健康中起到重要作用。为凝心聚力建设新时代中国特色社会主义壮美广西提供坚实的健康支撑，充分发挥专业引领作用，促进全区医疗服务水平提升，广西医学科学院·广西壮族自治区人民医院率先在鼻、眼、乳腺等学科进行主动健康实践探索，并组织编写主动健康系列丛书，包括《眼主动健康》《鼻主动健康》《乳腺主动健康》《睡眠主动健康》《运动主动健康》《营养主动健康》《中医主动健康》《心理主动健康》等八个分册，分别介绍了眼、鼻、乳腺、睡眠、运动、营养、中医、心理等各学科在主动健康领域的理论研究与实践应用，内容丰富、条理明晰，兼具实用性与操作性。丛书以大量的科技文献资料、医学研究和临床试验为基础，融合眼科学、鼻科学、乳腺学、睡眠医学、运动学、营养学、中医学、心理学等诸多学科内容，全面、科学地提供针对性的健康指导，为新时代主动健康管理注入新活力，对形成可复制、可推广的广西主动健康标准具有重要意义，为全区乃至全国各医疗机构建设主动健康服务体系提供了丰富的经验和生动的实践案例，具有重要的指导意义。

征程万里风正劲，重任千钧再奋蹄。为增进人民健康福祉，主动健康研究任重而道远。丛书全体编委耗时数月、反复锤炼，以尺寸之功积千秋之利，最终编写完成这套指导性强、实用性佳的丛书。丛书凝聚着医院全体卫生健康人的拳拳初心，如有不足之处请广大卫生健康同仁及时指正。愿全体卫生健康人共同努力、奋楫笃行，在发展卫生健康新质生产力、推进卫生健康事业高质量发展的道路上继续乘风破浪、行稳致远。

广西医学科学院·广西壮族自治区人民医院

前　言

　　对健康的追求是人类永恒的话题。随着全球化进程的加速和社会经济结构的深刻变革，公众健康意识的觉醒和对健康要求的提高已成为时代趋势。过去，我们更多地关注疾病的治疗；而今，越来越多的人开始注重疾病的预防和健康的维护。在此背景下，"主动健康"作为一种新兴的医疗卫生理念应运而生，并迅速发展。该理念强调通过预防措施和个体参与来优化健康结果，其核心在于促使个体从被动接受健康服务转向主动维护和促进健康。营养学作为公共卫生领域的一个重要分支，在疾病预防和健康促进中的作用日益受到重视。基于这一现实需求，《营养主动健康》一书应运而生，旨在探讨和阐释主动健康管理理念与营养学相结合的理论和实践。

　　当前，我国对健康服务的需求日益增长，对健康的认识日益加深，公众对健康的需求已从单纯的疾病治疗转向疾病的预防和个性化营养与健康管理。然而，我国乃至全球面临的公共健康挑战与营养相关疾病却在不断增加。2016年8月19日至20日，习近平总书记在全国卫生与健康工作会议中发表重要讲话，提出"没有全民健康，就没有全面小康"的重要指导思想，强调"要把人民健康放在优先发展的战略地位"。过去几十年间，医疗技术取得了显著进步，但是非传染性疾病的发病率仍在上升，其中不少疾病与不良的饮食习惯密切相关。因此，采取有效的预防措施，通过营养干预来改善公众健康，可以更好地降低非传染性疾病的发病率。本书旨在提供一个集理论研究与实践探索于一体的营养主动健康框架，帮助读者系统地理解主动健康与营养的内在联系，掌握有效的营养主动管理方法，探索如何通过科学的营养管理手段来实现健康状态的最优化。

在编写过程中，我们深入分析了当前营养健康领域所面临的主要问题及挑战，并依据国内外最新研究展开讨论。本书从主动健康与营养的基础理论，到营养健康服务体系的构建，再到实际的营养干预策略与技术的应用，每一部分都力图贴近实际，以期为政策制定者、健康管理专业人士，以及广大群众提供科学的、实用的参考与指导。

本书共分七章，涵盖主动健康与营养从理论基础到实践应用等多个方面，从主动健康与营养概述出发，逐步深入到营养主动健康服务体系的构建、膳食营养干预策略的实施，以及与前沿信息科技融合应用等多个方面。本书不仅讨论传统食养服务与主动健康模式的融合，还探索最前沿的数字科技和人工智能在营养和食品领域的应用，力求为构建营养主动健康服务体系提供全新的智能化视角和解决方案。

本书不仅系统地整合主动健康与营养的最新理论，还提出一系列创新的健康营养干预策略。特别是在信息科技融合应用方面，本书探讨大数据、AI等现代科技在主动健康营养服务中的应用，为传统营养健康服务模式的改革和创新提供理论依据与实践指南。

我们相信，本书的学术价值不仅体现在对营养知识的专业指导，还体现在对未来健康生活方式的启示与引领。在这个信息爆炸的时代，专业的营养管理比以往任何时候都显得更加重要。本书旨在为读者提供一把钥匙，开启一扇通往由营养到健康的智慧之门。

目　录

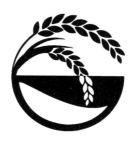

第一章　主动健康与营养概述

习近平总书记指出："没有全民健康，就没有全面小康。"在这个快节奏且复杂的现代社会中，我们常常面临着工作压力、环境污染、不良生活习惯等各种挑战，这些都对我们的健康产生深远的影响。随着生活方式的变化和健康意识的提高，人们越来越关注自身健康，追求健康已经成为一种普遍的共识。然而，仅仅追求健康是不够的，我们还需要采取主动的行动来实现和维持健康状态。主动健康强调个体在促进自身健康方面采取积极主动的行动，包括身体运动、健康饮食、心理健康、良好睡眠等。营养是指人体所需的各种物质，通过正确的饮食摄入来满足人体的营养需求。良好的营养状态可以提供人体所需的能量和营养物质，支持人体正常生长、发育和维持各种生理功能；主动健康行为可以促进人们对于营养的认识和实践，从而实现更好的营养状态。主动健康与营养健康相互关联，共同影响人们的整体健康。因此，本章将探讨主动健康和营养的基本概念，介绍与营养相关的术语和指标，深入了解营养对身体健康的影响，通过准确、清晰地讲解营养相关的概念和术语，帮助读者建立科学的营养观念，掌握相关概念、理论和实践，深入了解主动健康与营养的重要性。

第一节　营养与健康的相关概念及理论

随着人们生活方式的变化和健康意识的提高，越来越多的人开始关注自己的健康并采取积极的行动来维持和改善它。而营养作为健康的基石之一，也成为人们追求健康的重要组成部分。营养是人类生命活动所必需的物质，为我们提供能量并维持身体各项功能的正常运转。营养对人体的健康和发展起着至关重要的作用。

一、健康的定义及标准

（一）健康的定义

健康是人类社会生存和发展的基础，是人类的基本需求和权利，是人类获得幸福的基本前提。健康是一个积极的概念，强调社会和个人的资源，以及个人躯体的能力。健康概念具有历史性特征，不同时代的人们对健康及其内涵的认知不同。受时代发展的影响，健康概念内涵的认知既有积极的一面，又有时代局限的一面。世界卫生组织（WHO）给健康下的定义：健康不仅仅是没有疾病或虚弱，而是身体、心理和社会适应的完好状态。健康包括身体健康、心理健康、社会适应良好。

（二）健康的标准

2000 年，WHO 宣布了人体的 10 条健康标准：

（1）有足够充沛的精力，能从容不迫地担负日常生活和繁重的工作而不感到过分紧张和疲劳。

（2）处事乐观，态度积极，乐于承担责任，事无巨细，不挑剔。

（3）善于休息，睡眠良好。

（4）应变能力强，能适应外界环境的各种变化。

（5）能够抵抗一般性感冒和传染病。

（6）体重得当，身体匀称，站立时头、肩、臂位置协调。

（7）眼睛明亮，反应敏捷，不易发炎。

（8）牙齿清洁，无龋齿，无疼痛，牙龈颜色正常，无出血现象。

（9）头发有光泽，无头屑。

（10）肌肉、皮肤有弹性，走路感觉轻松。

二、营养的定义及重要性

（一）营养的定义

营养是机体摄取食物，经过消化、吸收、代谢和排泄，利用食物中对身体有益的物质构建组织器官、调节各种生理功能、维持正常生长发育和防病保健的过程。

（二）营养的重要性

（1）维持生命活动：营养为人体提供所需的能量，使得机体的基本生命活动得以进行，如呼吸、心跳、新陈代谢等。能量来源主要是食物中的碳水化合物、脂肪和蛋白质。合理的能量摄入可以保证机体有足够的能量去执行各种生理功能，并维持体温的恒定。

（2）促进健康发育：不同营养素在人体内扮演着不同的角色，对于身体的生长发育和正常功能起着重要的作用。例如，蛋白质是构成人体组织的基本单位，参与新陈代谢、免疫功能和激素合成等多个过程。维生素和矿物质在人体内起到调节酶活性、维持神经系统功能、促进骨骼发育等重要作用。

（3）预防疾病：适当的营养摄入有助于预防许多常见疾病。例如，膳食纤维的摄入可以减少便秘和结肠癌的发生；抗氧化剂如维生素 C 和维生素 E 的摄入则能够降低患心脏疾病和某些癌症的风险。此外，合理的营养摄入还能够调节血压、血脂和血糖水平，从而降低心血管疾病和糖尿病的发病率。

三、营养需求和营养素的分类

营养是指人体所需的各种物质，以维持生命活动和促进健康发育。这些物质包括能量、宏量营养素（蛋白质、脂肪、碳水化合物）和微量营养素（维生素、矿物质等）。营养是人体正常运作所必需的，对身体健康起着重要作用。

（一）能量的来源及消耗

1. 能量概念

能量是人体所需营养的一个重要指标，代表维持人体基本生命活动所需的能量。人体的能量需求根据性别、年龄、体形、身体活动水平和基础代谢率等因素而有所差异。

2. 能量来源及分配

膳食中的主要能量来源是碳水化合物、脂肪和部分蛋白质，这三者统称为"产能营养素"或"热源质"。这些营养素在被消化吸收后会产生能量。人体进食是周期性的，而能量消耗则是连续不断的，因而储备的能量物质不断被消耗，又不断被补充。当机体处于饥饿状态时，碳水化合物的储备迅速减少，脂肪和蛋白质则作为长期能量消耗的主要能源。三种产能营养素在体内都有其特殊的生理功能，虽然能相互转换，但是不能完全替代，这三者在总能量供给中应该有一个恰当的比例。根据我国的饮食习惯，成年人膳食中各产能营养素供能百分比分别是碳水化合物占 50% ～ 65%，脂肪占 20% ～ 30%，蛋白质占 10% ～ 15%。未成年人蛋白质及脂肪供能的比例应适当增加，成年人脂肪摄入量一般不宜超过总能量的 30%。每克碳水化合物和蛋白质均提供约 4 kcal 的能量，而每克脂肪提供约 9 kcal 的能量。

3. 能量消耗

能量从一种形式转化为另一种形式的过程中，既不会增加也不会减少，这是所有形式的能量互相转化的一般规律，即能量守恒定律。人体的能量代谢也遵循这一普遍规律，在能量代谢的整个过程中，人体的能量需要与消耗是一致的。在理想的平衡状态下，个体的能量需要量等于其消耗量。成年人的能量消耗主要用于维持基础代谢、体力活动和食物热效应；孕妇的能量需求还包括子宫、乳房、胎盘、胎儿的生长及体脂储备；乳母则需要更多的能量来合成乳汁；儿童、青少年则应包括生长发育所需要的能量；创伤等患者在康复期间也需要补充能量。

（二）营养素的分类及功能

营养素是机体为维持生存、生长发育、生理功能、体力活动和健康而从食物中摄取需要的物质，可以分为宏量营养素和微量营养素两大类。蛋白质、脂类、碳水化合物由于需要量多，在膳食中所占的比重大，可满足机体正常功能的要求，称为宏量营养素。微量营养素包括维生素和矿物质，尽管其需要量较少，但对身体的正常功能和健康起着重要作用。

1. 脂类

脂类是脂肪和类脂的总称，在人类膳食中占有重要地位。脂类是人体能量储存的主要形式，是提供维生素和构建细胞膜结构的重要组成部分。在正常情况下，人体所消耗能量的 40% ～ 50% 来自体内的脂肪，其中包括从食物中摄取的碳水化合物所转化成的脂肪。每克脂肪提供约 9 kcal 的能量。膳食中的脂肪应以健康的脂肪为主，如不饱和脂肪酸（来自橄榄油、鱼类、坚果等）和少量的饱和脂肪酸（来自动物脂肪和乳制品）。

2. 蛋白质

蛋白质是构成人体组织的基本单位，是人体必需营养素之一，对身体发育和修复起着重要作用。生命的产生、存在和消亡都与蛋白质有关，蛋白质是生命的物质基础，没有蛋白质就没有生命。每克蛋白质提供约 4 kcal 的能量。日常膳食中应包含不同来源的蛋白质，如动物性蛋白质（肉类、鱼类、乳制品等）和植物性蛋白质（豆类、坚果、谷物等）。

3. 碳水化合物

碳水化合物是人体最主要的能量来源，它们被分解成葡萄糖并提供给身体各个组织使用。除了供给能量，碳水化合物还是构成机体组织的重要物质，具有抗生酮、解毒、增强肠道功能的作用。每克碳水化合物提供约 4 kcal 的能量。膳食中的碳水化合物应以复杂碳水化合物为主，如全谷物、蔬菜、水果等，同时应减少简单碳水化合物的摄入，如糖和加工食品中的高糖食品。

4. 维生素

维生素是维持身体健康所必需的一类有机化合物，在体内既不是构成身体组织的原料，也不是能量的来源，而是一类生理调节物质，在物质代谢过程中发挥着重要作用。它们在人体内起到调节酶活性、维持神经系统功能、促进免疫系统和细胞修复等多种作用。常见的维生素有维生素 A、维生素 B、维生素 C、维生素 D、维生素 E 和维生素 K 等。虽然维生素在体内不能合成或合成量不足，且需要量很少（每日仅以 mg 或 μg 计算），但是必须经常由食物供给，通常通过膳食摄入，也可以通过补充剂来补充。

5. 矿物质

人体内的元素除了碳、氢、氧、氮以有机物的形式存在，其余的统称为矿物质。矿物质分为常量元素和微量元素，共有 20 种。在这些元素中，那些在体内含量较多（>0.01% 体重），且每日膳食需要量都在 100 mg 以上者，称为常量元素，有钙、镁、钾、磷、钠、氯 6 种。矿物质在体内调节和维持各种功能，如构成机体组织的重要组分、维持细胞内外液适宜渗透压、维持神经和肌肉的正常兴奋性及细胞膜的通透性等。常见的矿物质包括钙、铁、锌、镁、钾等。矿物质通常通过膳食中的食物摄入，如奶制品、肉类、鱼类、豆类、谷物等。

（三）营养的相关术语和指标

自从人们发现食物中的营养素是保障人体健康的决定性因素后，探讨合理的营养素摄入量就成为营养学研究的主要目标。在营养学领域，有一些常见的术语和指标用于描述和评估个体的营养和健康状态，帮助我们更好地理解和评估饮食的营养价值和质量，为我们提供饮食决策和评估的依据。此外，营养的相关术语和指标能帮助我们更加科学地、全面地满足身体的营养需求，维持健康的生活方式。然而，每个人的营养需求是不同的，在制订个人饮食计划时，要充分考虑自身的健康状况、年龄、性别和活动水平等因素。

1. 身体质量指数（body mass index，BMI）

BMI 是一种衡量个体体重与身高之间关系的指数，是反映蛋白质和能量是否营养不良以及肥胖症的可靠指标。它被广泛用于评估个体的体重状况，并判断其是否处于健康范围内。BMI 的计算公式：

$$\text{BMI} = \frac{\text{体重（kg）}}{\text{身高（m）}^2}$$

2002 年，针对亚洲人群的体质特点，国际生命科学学会中国办事处召开了中国肥胖问题研讨班，提出了 18 岁以上中国成人 BMI 标准，即 BMI 在 $18.5 \sim 23.9$ kg/m^2 时为正常，BMI<18.5 kg/m^2 时为消瘦，BMI $\geqslant 24.0$ kg/m^2 时为超重或肥胖。具体标准见表 1–1。

表 1–1　我国成人 BMI 判定标准　　　　（单位：kg/m^2）

等级	BMI 值	等级	BMI 值
重度蛋白质 - 能量营养不良	<16.0	正常	$18.5 \sim 23.9$
中度蛋白质 - 能量营养不良	$16.0 \sim 16.9$	超重	$24.0 \sim 27.9$
轻度蛋白质 - 能量营养不良	$17.0 \sim 18.4$	肥胖	$\geqslant 28.0$

18 岁以下青少年的 BMI 参考值如下。

$11 \sim 13$ 岁：BMI<15.0 kg/m^2 时存在蛋白质 - 能量营养不良，BMI<13.0 kg/m^2 时为重度营养不良；

$14 \sim 17$ 岁：BMI<16.5 kg/m^2 时存在蛋白质 - 能量营养不良，BMI<14.5 kg/m^2 时为重度营养不良。

2. 基础代谢与基础代谢率

基础代谢是指人体在基础状态下的能量代谢，即人在清醒而又极端安静状态下，不受精神紧张、肌肉活动、食物和环境温度等因素影响的能量代谢。而单位时间内每千克体重（或体表面积）的基础代谢称为基础代谢率（basal metabolic rate，BMR），以 kJ/(kg·h) 或 kJ/(m²·h) 为单位表示。基础代谢是维持人体基本生命活动所必需的最低能量消耗，是人体能量消耗的主要部分，占人体总能量消耗的 60% ～ 70%。

3. 能量需要量与估计能量需要量

能量需要量（energy requirement，ER）是指能长期保持良好的健康状态、维持良好的体型、机体构成以及理想活动水平的个体或人群，达到能量平衡时所需要的膳食能量摄入量。能量的推荐摄入量与其他营养素不同，是以平均需要量为基础，不需要增加安全量，也没有可耐受最高摄入量，因为只要能量摄入量高于需要量，就可能会在体内储存或出现体重超重。为了与其他营养素区分，美国、加拿大引入了估计能量需要量（estimated energy requirement，EER）的概念，即针对特定年龄、性别、体重、身高并具有良好健康状况的个体或人群，保持能量平衡的平均膳食能量摄入量。中国营养学会 2023 年的中国居民膳食能量参考摄入量见表 1-2。

表 1-2　中国营养学会 2023 年的中国居民膳食能量参考摄入量

年龄 / 阶段	男性					
	PAL I		PAL II		PAL III	
	MJ/d	kcal/d	MJ/d	kcal/d	MJ/d	kcal/d
0 岁～	—		0.38 MJ/(kg·d)	90 kcal/(kg·d)	—	
0.5 岁～	—		0.31 MJ/(kg·d)	75 kcal/(kg·d)	—	
1 岁～	—		3.77	900	—	
2 岁～	—		4.60	1100	—	
3 岁～	—		5.23	1250	—	
4 岁～	—		5.44	1300	—	
5 岁～	—		5.86	1400	—	
6 岁～	5.86	1400	6.69	1600	7.53	1800
7 岁～	6.28	1500	7.11	1700	7.95	1900
8 岁～	6.69	1600	7.74	1850	8.79	2100

续表

年龄/阶段	男性					
	PAL I		PAL II		PAL III	
	MJ/d	kcal/d	MJ/d	kcal/d	MJ/d	kcal/d
9 岁～	7.11	1700	8.16	1950	9.20	2200
10 岁～	7.53	1800	8.58	2050	9.62	2300
11 岁～	7.95	1900	9.20	2200	10.25	2450
12 岁～	9.62	2300	10.88	2600	12.13	2900
15 岁～	10.88	2600	12.34	2950	13.81	3300
18 岁～	9.00	2150	10.67	2550	12.55	3000
30 岁～	8.58	2050	10.46	2500	12.34	2950
50 岁～	8.16	1950	10.04	2400	11.72	2800
65 岁～	7.95	1900	9.62	2300	—	—
75 岁～	7.53	1800	9.20	3300	—	—
孕早期	—	—	—	—	—	—
孕中期	—	—	—	—	—	—
孕晚期	—	—	—	—	—	—
乳母	—	—	—	—	—	—
年龄/阶段	女性					
	PAL I		PAL II		PAL III	
	MJ/d	kcal/d	MJ/d	kcal/d	MJ/d	kcal/d
0 岁～	—		0.38 MJ/(kg·d)	90 kcal/(kg·d)	—	
0.5 岁～	—		0.31 MJ/(kg·d)	75 kcal/(kg·d)	—	
1 岁～	—		3.35	800	—	
2 岁～	—		4.18	1000	—	
3 岁～	—		4.81	1150	—	
4 岁～	—		5.23	1250	—	
5 岁～	—		5.44	1300	—	
6 岁～	5.44	1300	6.07	1450	6.90	1650
7 岁～	5.65	1350	6.49	1550	7.32	1750
8 岁～	6.07	1450	7.11	1700	7.95	1900

续表

年龄/阶段	女性					
	PAL Ⅰ		PAL Ⅱ		PAL Ⅲ	
	MJ/d	kcal/d	MJ/d	kcal/d	MJ/d	kcal/d
6.49	1550	7.53	1800	8.37	2000	2000
6.90	1650	7.95	1900	8.79	2100	2100
7.32	1750	8.37	2000	9.41	2250	2250
8.16	1950	9.20	2200	10.25	2450	2450
8.79	2100	9.83	2350	11.09	2650	2650
7.11	1700	8.79	2100	10.25	2450	2450
7.11	1700	8.58	2050	10.04	2400	2400
6.69	1600	8.16	1950	9.62	2300	2300
6.49	1550	7.74	1850	—	—	—
6.28	1500	7.32	1750	—	—	—
+0	+0	+0	+0	+0	+0	+0
+1.05	+250	+1.05	+250	+1.05	+250	+250
+1.67	+400	+1.67	+400	+1.67	+400	+400
+1.67	+400	+1.67	+400	+1.67	+400	+400

注："—"表示未制定，"+"表示额外增加，0～5岁不分身体活动水平，PALⅠ、PALⅡ、PALⅢ分别代表低强度身体活动水平、中强度身体活动水平和高强度身体活动水平。

4. 营养素参考摄入量（dietary reference intakes，DRI）

DRI 是一组用于衡量不同人群所需营养素摄入量的指南。DRI 包括推荐的每日营养素摄入量，如能量、宏量营养素和微量营养素等。指南根据不同年龄、性别、生理状态和活动水平等因素进行细分，并提供了满足人体所需的营养素的建议摄入量。目前最新的参考版本是 2023 年修订的《中国居民膳食营养素参考摄入量》，这次修订应用循证营养学和风险评估的原则和方法，纳入了国内外有关营养素在功能、评价、需要量、安全性及慢性非传染性疾病（简称慢性病）预防等领域的研究成果，更多采用以中国居民为对象的营养研究结果，提出了预防慢性非传染性疾病的某些营养素和其他食物成分的建议摄入量等，反映了营养科学十余年的最新研究进展。

5. 营养质量指数（index of nutrition quality，INQ）

在评价某食物或某营养素的价值时，营养素的质和量是同等重要的。营养素质的优劣体现在营养素可被人体消化吸收和利用的程度上，食物的消化吸收率和利用率越高，其营养价值就越高。蛋白质的优劣体现在其氨基酸的组成和可被消化利用的程度。脂肪的优劣则体现在脂肪酸的组成、脂溶性维生素的含量等方面。INQ 是由 Hansen R.G. 提出并推荐其作为评价食品营养价值的指标。INQ 即营养素密度（待测食品中某营养素占供给量的比）与能量密度（待测食品所含热能占供给量的比）之比。公式如下：

$$INQ= 营养素密度 / 能量密度$$

评价标准如下：

INQ=1，表示食物提供营养素的能力与提供能量的能力相当，二者满足人体需要的程度相等。

INQ ＜ 1，表示该食物提供营养素的能力小于提供能量的能力。

INQ ＞ 1，表示该食物提供营养素的能力大于提供能量的能力。

INQ 最大特点就是可以根据不同人群的营养需求分别计算，也就是说，同一种食物对一组人群可能是合适的，而对另一组人群可能是不合适的，由此能做到因人群而异。

四、营养健康对健康的影响

营养健康对身体健康的影响是多方面且深远的。个体的身心健康，包括身体活动、健康饮食、心理健康、良好的睡眠等。合理的营养摄入可以增强身体的免疫力，提高抵抗力，并有助于预防疾病的发生。此外，良好的营养也能促进心理健康的维持以及骨骼的健康。因此，充足和均衡的营养摄入对于保持身心健康至关重要。营养健康在促进身心健康上所起的作用主要体现在以下四个方面。

（一）能量供给与身体活动

能量供给与身体活动之间存在着密切的关系。人体通过食物摄取获得能量，以满足基础代谢和日常活动所需。适度的身体活动有助于能量消耗，维持健康的体重和脂肪比例。平衡的能量摄入和消耗是主动健康的基础，有助于保持健康的体重、促进新陈代谢，以及提升身体素质。了解个体的能量需求是实现主动健康的重要基础。因此，在主动健康的追求中，合理的饮食选择扮演着关键的角色。我们需要根据个体能量需求来合理安排每餐或每日的能量摄入，并确保均衡的营养组成。碳水化合物、脂肪和蛋白质是主要的能量来源，应该依据个体特征和活动水平的不同而有所调整。此外，膳食纤维、维生素和矿物质也是不可忽视的营养元素，它们对身体健康发挥着重要作用。

（二）免疫功能与抵抗力

免疫是人体的一种生理功能，营养物质在调节免疫功能和提高抵抗力方面起着关键作用。一些营养物质具有直接或间接影响免疫系统的能力，合理的营养摄入对于维持免疫系统的正常功能至关重要。以下是几种关键的营养素及其在免疫功能中的作用。

1. 维生素 C

维生素 C 是一种强效的抗氧化剂，可以帮助保护免疫细胞免受自由基损伤，提高白细胞的活性和增加抗体的产生。丰富的维生素 C 来源包括柑橘、草莓等水果和番茄、红辣椒等蔬菜。

2. 维生素 D

维生素 D 也是免疫功能中的关键营养素，能够调节免疫细胞的功能，促进免疫细胞的生长发育，并参与炎症反应的调控。维生素 D 缺乏可能导致免疫功能下降，增加感染和自身免疫疾病的风险。维生素 D 可以通过阳光照射合成，也可以从鱼肝油、蛋类等食物中获取。

3. 锌

锌是免疫功能与抵抗力的关键营养素之一，对于维持免疫系统的正常功能、提高白细胞活性和增加抗体产生非常重要。锌还参与了许多生物酶的活性调节，影响免疫反应的效果。富含锌的食物包括牡蛎、红肉、豆类和坚果等。

4. 其他

一些微量元素如铁、硒和铜等也在免疫功能中起到重要作用。铁参与免疫细胞的生长和分化，缺铁会导致免疫功能减弱；硒具有抗氧化作用，保护免疫细胞免受氧化损伤；铜则参与维持免疫细胞功能的平衡。通过合理膳食，我们可以摄取足够的关键营养物质，以提高免疫力和抵抗力。此外，在特定情况下，补充剂也可以作为一种辅助手段来满足免疫系统的需求。

（三）心理健康与情绪稳定

心理健康和情绪稳定是身心健康的重要组成部分。营养物质在调节心理健康和情绪方面起到关键作用。一些营养物质对于维持大脑功能、调节神经递质平衡，以及保持情绪稳定至关重要。

omega-3 脂肪酸是一类不饱和脂肪酸，对维持大脑功能和心理健康具有重要意义。它们参与了神经递质的合成和传导，并具有抗炎作用。适量摄入富含omega-3 脂肪酸的食物，如鱼类、亚麻籽、核桃等，可以改善心理健康状况和保持情绪稳定，减少抑郁和焦虑的发生。

叶酸在心理健康中也起到重要作用。叶酸是 B 族维生素之一，参与神经递质的合成和调节。摄入足够的叶酸有助于维持神经系统的正常功能，并降低抑郁和焦虑的风险。叶酸可以从绿叶蔬菜、豆类、坚果和全谷类等食物中获取。

此外，维生素 B_6、维生素 B_{12} 和镁等营养物质也与心理健康和情绪稳定密切相关。维生素 B_6 和维生素 B_{12} 参与神经递质的合成和调节，缺乏它们可能导致情绪波动和认知功能下降。镁参与多个神经递质的活化和调节，补充镁可以帮助缓解焦虑和提高睡眠质量。

维持心理健康和情绪稳定的关键是保持均衡的饮食和摄取多种营养物质。建议选择富含 omega-3 脂肪酸、叶酸、维生素 B_6、维生素 B_{12} 和镁的食物，并合理安排每餐的营养组成。此外，应注意避免摄入过量的刺激性食物和饮料，如含咖啡因和糖分过高的食物，以免对情绪产生不良影响。

（四）骨骼健康与老年疾病预防

骨骼健康是身心健康的重要方面，特别对老年人来说，良好的营养摄入对于维持健康的骨骼是至关重要的。以下是几种关键的营养素及其在骨骼健康中的

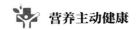

作用。

1. 钙

钙是构建骨骼和牙齿的主要矿物质。摄入足够的钙有助于维持骨密度和强度，可预防骨质疏松和骨折的发生。富含钙的食物包括奶制品、豆类、坚果、绿叶蔬菜等。

2. 维生素 D

维生素 D 在骨骼健康中起到至关重要的作用，帮助人体吸收和利用钙和磷，促进骨骼的正常发育和维持骨密度。维生素 D 可以通过阳光照射中合成，也可以通过摄取富含维生素 D 的食物（如鱼类、蛋黄、奶制品等）来补充。

3. 维生素 K

维生素 K 对于血液凝结和骨骼健康都至关重要，参与骨骼中蛋白质的合成和骨密度的调节。维生素 K 主要存在于菠菜、生菜和圆白菜等食物中。

4. 其他

一些微量营养素对于骨骼健康也很重要，如磷、镁、锰、锌等。遵循饮食均衡的原则，摄取多种营养素丰富的食物，进行适度的体力运动，有助于维护骨骼健康。同时，良好的营养摄入也有助于预防老年人常见的一些疾病，如心血管疾病、糖尿病和认知功能下降等。均衡的饮食可以控制血脂和血糖水平，减少慢性炎症，维持心血管系统的健康。此外，一些营养物质如抗氧化剂和抗炎物质对保护神经元、改善认知功能具有积极的作用。

第二节　营养健康现状分析及发展趋势

营养健康是每个人都关注的重要话题。随着现代生活方式和饮食结构的改变，我们面临着诸多与营养相关的问题和挑战。在这个信息爆炸的时代，我们应该秉持科学、客观和全面的态度来对待营养健康问题，只有通过深入的研究和综合的分析，才能准确地把握营养健康的现状和未来发展的趋势，找到解决问题的有效途径。因此，了解营养健康的现状并探索未来的发展趋势变得尤为重要。

一、营养健康现状分析

2021 年，中国营养学会组织编写的《中国居民膳食指南科学研究报告（2021）》(以下简称《报告》) 正式发布。《报告》指出，中华人民共和国成立七十多年来，我国的营养保障和供给能力显著增强，人民健康水平持续提升，人均期望寿命从 35 岁提高到 77.3 岁，居民营养不足与体格发育不良得到持续改善，主要表现在居民膳食能量和宏量营养素摄入充足，优质蛋白摄入不断增加，居民平均身高持续增加，农村 5 岁以下儿童生长迟缓率显著降低，这些都是食物供应充足、膳食质量提高的主要贡献。但由于社会经济发展水平不平衡、人口老龄化严重和伴随出现的一些不健康饮食方式等影响，当前我国居民仍面临营养缺乏与营养过剩并存的局面，且部分人群中存在营养相关疾病和生活方式相关疾病高发的问题。与此同时，成人亚健康情况普遍存在。《基于亚健康评定量表（SHMS V1.0）的我国城镇居民亚健康状况评价研究》显示，2018 年我国六省市城镇居民总体亚健康检出率为 68.06%。

长期膳食不平衡与肥胖、心脑血管病、糖尿病、高血压、恶性肿瘤等疾病的发病及进展密切相关，是减缓全球疾病负担持续加重的重要可干预因素。在过去的数十年中，中国居民的膳食质量改善状况不理想，大部分人群膳食结构严重失衡，同时这种膳食结构失衡与持续增长的心脑血管疾病和 2 型糖尿病发病率、死亡率的趋势一致。《报告》显示，2012 年 20.8% 的中国成年人发生心脏代谢性疾病死亡的原因为膳食质量不佳，死亡人数为 151 万。2017 年，至少有 310 万中国城乡居民的死亡原因为不合理膳食，其中高钠摄入（约占 17.3%）、水果消费量低（约占 11.5%）、水产类食物中的 omega-3 脂肪酸摄入不足（约占 9.7%）是 3 个占比最高的不合理膳食行为。目前我国膳食不平衡问题主要表现为以下四个方面。

1. 高脂高盐摄入现象仍普遍存在，含糖碳酸饮料消费量逐年增加

2015 年全国家庭膳食抽样调查显示，我国家庭烹调每日人均盐摄入量为 9.3 g，仍与推荐的每日人均盐摄入量（6.0 g）有较大差距。同时，在外就餐和外卖点餐成为一种普遍的饮食行为，油盐过度消费的情况普遍存在。研究显示，外卖点餐购买量排名前十位的菜肴以油炸、腌制、盐渍等加工食物和肉类为主。此外，全国零售消费数据显示，碳酸类饮料（含糖或不含糖）销售量持续上升，城

市人群游离糖摄入有 42.1% 来自含糖饮料和乳饮料。

2. 全谷物、深色多色蔬菜、水果、奶类和奶制品、水产类、豆类及豆制品等整体摄入不足

我国南北方居民主食均以精制米面的谷物为主，而全谷物及粗粮、杂粮摄入明显不足，80% 以上的成年人日均摄入量不足 50 g。此外，70% 以上的蔬菜生产消费以白色、绿色的浅色蔬菜为主，深色蔬菜的消费未达到蔬菜总消费的推荐水平的 50%。与西方国家相比，我国人均水果消费量较低，全国较高水果摄入量的人群也较少，整体摄入量远未满足合理的膳食要求。受经济发展水平和饮食习惯的影响，我国居民奶类和奶制品的每日摄入量长期处于较低水平，且不同年龄段和不同人群的消费率均较低，导致我国居民钙摄入量不足的比例较高。我国居民鱼虾类水产品的人均摄入量为 24.3 g/d，超过 2/3 的成年人鱼虾类水产品平均每日摄入量不足 40 g。豆类和豆制品是传统的健康营养食品，但由于供需失衡，目前我国居民豆类和豆制品的消费量和消费率均较低，仅约 60% 的成年人经常消费豆类及豆制品。

3. 特殊人群的营养问题仍需特别关注

当前，我国 6 月龄内婴儿纯母乳喂养率不足 30%，距离《国民营养计划（2017—2030 年）》中所设定的到 2025 年我国 6 月龄内婴儿纯母乳喂养率达到 50% 的初期目标仍然存在明显差距；此外，我国 6 月龄至 2 岁婴幼儿辅食添加率仍然较低，并存在辅食种类少、喂养次数不足的问题。我国育龄期女性全妊娠期累计贫血发生率虽有明显改善，但仍高达 13.6%。孕期体重增长过多、过快是另一个需要关注的重要营养问题，提示我们应提升社区和基层医疗机构营养师的业务水平和服务能力。

与此同时，我国逐步迈入老龄化社会，预计到 2025 年，我国老年人口总数将超过 3 亿人。目前，我国部分省市中 65 岁以上的老年人口占比已超过 20%。尽管近年来采取多种措施改善老年人膳食和营养状况，但当前我国老年人群仍然存在严重的营养与健康问题，突出表现为一部分老年人的总热量或蛋白质长期摄入不足，仅约 20% 的老年人每日摄入足够量的维生素 B_1、维生素 B_2、叶酸和钙。随着年龄的增加，老年人群营养不良状况逐渐加剧，80 岁以上老年人低体重指数发生率约为 8.3%，贫血率达到 10%。此外，工业化国家膳食不平衡的情况也在老年人口中普遍存在，老年人肥胖率及不合理膳食相关慢性病发病率日益上

升。据估算，我国 60 岁以上的老年人肥胖率为 13%，高血压患病率近 60%，糖尿病患病率近 15%。这些数据表明，我国老年人营养健康状况堪忧。

4. 膳食组成或比例的不合理将造成摄入的营养或营养素与机体需求不平衡

众多的临床前与临床研究证据表明，膳食不平衡与机体免疫水平、慢性病的发生密切相关。膳食模式是居民长期形成的与地理条件相关的膳食结构、饮食习惯的整体表述，包括食物的类型、摄入量、比例或不同食物组合的多维度概念。近年来，全球膳食指南日益强调膳食模式均衡、合理及健康的重要性。增加全谷物摄入的膳食模式有助于维持正常体重，延缓体重不合理增长，显著降低心脑血管疾病、2 型糖尿病、直肠癌等疾病的发病率，并降低全因死亡风险。而营养健康产品调研问卷结果显示，绝大部分人认为补充营养非常重要，大多数人日常会补充营养，但有超半数消费者对营养健康产品的认知出现偏差，营养补充不合理。从营养摄取途径来看，仅 16.1% 的消费者按正常饮食摄取营养；73.8% 的消费者除了日常饮食（正常饮食或膳食营养），还会服用保健品补充营养。从营养补充模式来看，49% 的消费者倾向于了解自身所缺营养，有针对性地补充营养；35% 的消费者选择均衡全面地补充营养；还有 16% 的消费者选择间歇补充，甚至有严重需求时才补充，或几乎不补充。

总的来说，我国国民营养健康状况明显改善，但在营养健康的各个环节仍存在不同程度的营养健康意识匮乏或行动缺乏的问题，在营养健康知识的认知、营养检测工具和渠道、营养摄取及补充方式、营养补充效果评估等方面都缺乏完善、科学的管理体系。

二、营养健康发展趋势

（1）建设专业营养健康服务平台，提供线上营养健康服务，拓宽健康营养服务领域，让更多人享受到专业的营养服务。

（2）营养健康产品与营养健康平台强强联手，共同促进中国膳食营养补充剂行业的发展。

（3）线上问诊联合 AI 等互联网医疗健康服务，为消费者提供专业问诊和个性化营养方案。

（4）开设线下营养健康馆，提供营养健康体验服务，配套完善用户医疗健康体验，增加用户维护健康的持续性和习惯性。

（5）加强营养专业人才队伍建设，落实《国民营养计划（2017—2023年）》和"健康中国－合理膳食行动"，通过营养师等从业人员共同带动营养健康行业发展。

（6）推进抗衰老、疾病修复等重大生命科研课题研究，推动健康管理、慢性病修复等科学健康领域发展。

第三节　主动健康与精准营养

主动健康与精准营养是现代营养学领域的重要概念，旨在通过个体化的营养干预服务和信息技术的应用，增强人们的健康意识、提高自我管理能力，并实现对营养素摄入量的精确控制。过去，传统的健康观念主要侧重于疾病的治疗和预防，而主动健康则更强调个体对健康负责任，个体应积极参与健康决策和行为。

一、精准营养的概念

精准营养是一种个体化的营养管理方法，旨在根据个体的特定需求和目标，提供定制化的营养干预和建议，以实现最佳的营养摄入效果。它基于对个体的遗传、生理、环境和行为等多方面因素的全面分析，制定出更精准的个性化营养方案。

与传统的通用性营养指导相比，精准营养更注重个体差异和特定需求的理解。精准营养通过综合分析个体的基因型、生化指标、饮食习惯、健康状况等信息，量身定制适合个体的饮食计划和营养补充剂选择，这样可以更好地满足个体的营养需求，更有利于健康管理和疾病预防。

二、主动健康与精准营养的关系

主动健康与精准营养之间存在紧密的关系。主动健康强调个体主动参与健康管理，而精准营养提供个体化的营养干预工具和策略。通过主动健康的行为和态度，个体能够更好地配合和实施精准营养的方案，从而达到更好的健康效果，提高生活质量。精准营养可以为主动健康提供以下方面的支持。

1. 个体化营养指导

精准营养通过综合分析个体的遗传、生理、环境和行为等因素，设计出适合个体的饮食计划和营养补充剂选择，这样可以更好地满足个体的营养需求，更有利于健康管理和疾病预防。

2. 营养监测和评估

精准营养通过定期的生化指标监测和营养评估，可以帮助个体了解自己的营养状况，及时调整饮食和生活方式，预防和管理慢性病。

3. 科学数据的应用

精准营养基于个体的遗传、生理等多方面因素进行分析，利用人工智能和机器学习等技术，对大量的营养和健康数据进行分析，提供个性化的营养建议和预测，这样可以为个体提供更加科学和可靠的健康指导。

4. 增强健康意识和改变行为习惯

精准营养的个性化特点可以增强个体对自身健康的责任感，促使其主动采取行动来改善自己的饮食和生活方式。个体通过参与精准营养的过程，可以更好地了解自己的机体需求，形成积极的健康行为习惯。

三、技术支持

主动健康和精准营养都受益于现代技术的支持，主要表现为以下七个方面。

1. 生物传感器和监测设备

这些设备可以监测个体的生理参数，如心率、血压、血糖、体温等。例如，智能手表或手环可以通过心率传感器监测心率变化，智能血压计可以测量血压水平。这些数据可以帮助个体了解自己的身体状况，并根据需要采取相应的行动。

2. 智能健康应用程序

移动应用程序提供了各种功能来支持主动健康和精准营养。这些应用程序可以跟踪个体的饮食摄入、运动活动、睡眠质量等信息，并提供个性化的建议和目标设置。例如，它们可以记录个体每日饮食摄入并分析其营养成分，提供健康食谱和饮食建议。

3. 在线健康社区和支持平台

在线平台和社交媒体提供了一个互动和交流的空间，让个体可以分享经验、获取知识和得到帮助。这些平台可以是专门为健康和营养领域设计的论坛、社区或群组，个体可以在其中与其他有相似兴趣和目标的人交流和互动。

4. 健康数据分析和预测

基于大数据和机器学习算法，健康数据分析和预测技术能够处理和分析大量的数据，提供个性化的营养建议和健康预测。对个体的生物特征、饮食习惯、运动活动等信息进行综合分析，可以为个体提供更精确的营养干预方案。

5. 基因检测和遗传信息

基因检测技术可以帮助个体了解遗传特征和对营养物质的反应。通过分析个体的基因组，可以根据其基因型提供相关的饮食建议和营养干预策略，有助于个体更好地了解自己的遗传风险和适应特定的营养需求。

6. 虚拟现实（VR）和增强现实（AR）

这些技术可以提供沉浸式的体验，帮助个体更好地理解和内化健康知识，并促使他们采取积极的行为。通过 VR 技术，个体可以进入模拟的环境，如健身房、厨房或超市，以体验虚拟的健康活动，这样可以帮助个体更好地了解科学的饮食规范、适当的锻炼姿势和健康的生活习惯等。而 AR 技术则可以将虚拟元素叠加到现实世界中，为个体提供实时的健康指导和反馈。例如，在购物时使用 AR 技术可以显示特定产品的营养信息和评估结果。

7.AI 和机器学习

AI 可以分析大规模的匿名健康数据，挖掘出潜在的模式和关联。基于这些数据，AI 可以提供个性化的营养建议、饮食规划和行为干预策略。例如，通过机器学习算法，可以根据个体的饮食偏好和营养需求，生成个性化的菜谱和营养补充剂选择。

四、健康管理新模式

总而言之，主动健康与精准营养是一种积极的健康管理模式，强调个体参与和个性化的营养干预。通过创新的技术手段和综合的学科合作，实现更加个性化和精准的营养建议和支持，提高人们的健康水平和生活质量。未来，主动健康与精准营养将继续引领营养学领域的发展，为个体提供更好的健康管理和营养摄入控制服务。

营养主动健康是一个全新的营养健康管理新模式，需要个体具备自觉性和责任感，要求个体主动参与并积极改善自身的营养状况。在这个新模式下，个体不再局限于被动接受营养干预，而是成为营养健康的主动参与者，每个人都应该意识到自身健康的重要性，并为此付出行动。通过获取营养知识、制订合理的饮食计划、使用科技工具、借助专业服务等手段，个体可以更好地管理自己的营养状况，提高身体健康和生活质量。营养主动健康的实践与干预是一个积极向上的发展趋势，它将推动人们更加关注和重视自身的营养健康，促进全民健康的实现。我们应该积极参与其中，不断学习和改进，为自己和他人的健康贡献力量。

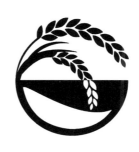

第二章

营养主动健康服务体系

近年来，我国居民的生活水平不断提高，营养供给能力显著增强，国民营养状况明显改善，但仍面临居民营养不足与过剩并存、营养相关疾病多发、健康生活方式尚未普及等问题，这些已经成为影响国民健康的重要因素。《国民营养计划（2017—2030 年）》指出，营养是人类维持生命、生长发育和健康的重要物质基础，国民营养事关国民素质提高和经济社会发展。《国民营养计划（2017—2030 年）》提出，要以人民健康为中心，以普及营养健康知识、优化营养健康服务、完善营养健康制度、建设营养健康环境、发展营养健康产业为重点，关注国民生命全周期、健康全过程的营养健康，将营养融入所有健康政策，提高国民营养健康水平。

在全球健康观念的不断演变中，营养主动健康服务体系成为推动公共健康发展的重要力量。但是，目前我国对于主动健康的概念尚未明确。因此，本章节对该服务体系的基本概念、核心价值及其在现代社会中的重要性进行探讨，为后续的研究奠定坚实的基础。

第一节　营养主动健康服务体系的概述

营养主动健康服务体系是为满足人们对于营养健康的需求而建立的一套服务机制和流程。营养主动健康服务体系在促进个体和社会的主动健康方面发挥着重要作用。该体系旨在通过提供专业的咨询、饮食指导、营养评估、教育和宣传等服务，帮助人们获得正确的营养信息，改善饮食习惯，并维持健康的生活方式。建立一个全面可靠的营养主动健康服务体系，是保障公众健康的关键一环。

一、营养主动健康服务体系的概念及意义

（一）营养主动健康服务体系的概念

营养主动健康服务体系是一个多元化、综合性的服务模式，涉及健康促进、疾病预防、治疗干预和康复管理等多个方面。该体系以提升个体和群体的健康水平为目标，强调通过主动的营养管理和健康干预，达到优化健康状况的目的。该体系不仅包括传统的医疗卫生服务，还涵盖了教育、社区支持、政策制定等多个方面。

营养主动健康服务体系是为个体提供全面的营养评估、饮食指导和健康教育的综合性服务机制，它基于科学的营养原理和临床实践，结合个体的特定需求和目标，为每个人提供个性化的营养评估和饮食计划。营养主动健康服务体系不仅关注食物和营养素的摄取，还考虑到个体的生理状况、健康状况、文化背景和经济条件等因素，通过专业的营养服务提供者和相关机构，为人们提供科学准确的饮食建议和个性化营养方案。

（二）营养主动健康服务体系的核心价值及重要性

1. 营养主动健康服务体系的核心价值

营养主动健康服务体系的核心价值在于其预防优于治疗、个性化服务和全人关怀的理念。这种服务模式强调在健康问题发生之前，通过科学的营养管理和健康教育，降低疾病的发生率。同时，该体系注重服务的个性化，认为每个人的营养需求和健康状况都是独特的，因此应提供量身定制的营养指导和健康服务。此外，营养主动健康服务体系还倡导全人关怀，即在提供服务时，应全面考虑个体的生理、心理、社会等多方面的需求。

2. 营养主动健康服务体系的重要性

（1）促进健康和预防疾病：良好的营养是维持身体健康和预防慢性病的基础。通过营养主动健康服务体系，个体可以获取关于食物、营养素和健康饮食习惯的科学知识，掌握正确的营养原理和方法，从而改善饮食行为，降低患慢性病的风险。

（2）个性化的健康管理：每个人的身体状况和营养需求各不相同。营养主动

健康服务体系通过个性化的营养评估和饮食计划制订，根据个体的特定情况和目标来提供相应的建议和指导，有助于个体了解自己的营养需求，并根据实际情况做出适当的饮食选择和行为改变。

（3）提供科学的营养教育：营养主动健康服务体系向公众传递准确、科学的营养知识，帮助个体理解各类营养素的功能、食物来源、推荐摄入量等。通过提供科学的营养教育，个体可以更好地认识到自己饮食中存在的问题，并掌握正确的营养信息，以做出更健康的饮食选择。

（4）增加饮食行为的可持续性：饮食行为的改变往往需要长期的支持和指导。营养主动健康服务体系通过提供持续的支持和指导，增加个体在饮食改变过程中的信心和动力，有助于个体在日常生活中坚持健康的饮食习惯，并使这些习惯成为可持续的生活方式。

（5）促进公众健康：良好的营养可以改善个体的身体状况和认知功能，增强工作和学习的能力，提高生活质量。通过为个体提供科学准确的营养咨询和指导，有助于预防慢性病的发生，提高生活质量并降低医疗费用，帮助人们实现健康饮食目标，并促进提升整个社会的健康水平。

二、营养主动健康服务体系的组成

一个完善的营养主动健康服务体系应该包括各个层次的服务提供者和相关机构。营养主动健康服务体系的服务提供者、机构和组织是多样化的，涵盖了各个层面和专业领域的机构和人员，他们通过协作和合作，为个体提供全面、个性化的营养服务和支持，促进健康饮食行为的形成和维持。这些服务提供者和相关机构的工作共同构建了一个完善的营养主动健康服务体系，以满足人们对健康饮食的需求。

（一）营养主动健康服务提供者

营养主动健康服务体系的核心是各种类型的营养服务提供者。不同类型的营养服务提供者在营养主动健康服务体系中共同发挥作用，他们通过专业知识和技能，为个体提供营养评估、制订饮食计划、传递营养知识等服务，以满足个体对健康饮食的需求。他们的角色和职责各不相同，通过协作和合作，形成一个完善的营养服务网络，为个体和社区提供全面、个性化的营养服务和支持。以下是一些常见的营养服务提供者。

1. 营养专业人员

营养师、营养学家等专业人员是营养主动健康服务体系中重要的组成部分。他们具有相应的专业知识和技能，能够进行营养评估、制订饮食计划、提供饮食指导，并为个体提供相关的健康教育。他们通常会根据个体的需求和目标，结合科学的营养原则，制订适合个体的饮食方案。

2. 医疗团队

医生、护士和其他医疗专业人员在营养主动健康服务体系中也扮演着重要的角色。他们与营养专业人员紧密合作，共同评估个体的健康状况，并根据需要提供相关的医疗支持和治疗。他们能够提供疾病管理、药物治疗和协助营养改变相关方面的专业建议和指导。

3. 教育工作者

教师、健康教育专家等教育工作者，通过开展营养教育活动和课程，向公众提供科学准确的营养信息和知识，促进公众对健康饮食的认知和理解。他们通常通过组织讲座、健康教育活动等形式，向公众普及营养知识，并提供相关的健康教育资料和指导。他们在营养主动健康服务体系中的作用是增强公众对健康饮食的意识，提高公众的知识水平，促进公众采取积极的健康行为。

4. 社区工作者

社区工作者是负责在社区层面提供营养服务和支持的专业人员。他们通常与当地社区合作，组织健康促进活动、开展营养培训和咨询等，以满足社区居民的营养需求。他们在营养主动健康服务体系中的作用是将科学的营养知识和信息传递给社区居民，帮助他们增强健康意识、改善饮食习惯，并促进提升社区的整体健康水平。

5. 学校饮食员工

学校是培养健康饮食习惯的关键场所，学校饮食员工负责规划和准备学校的餐饮服务，为学生提供营养均衡的饮食供应。他们根据学生的年龄、体质和特殊需求，设计适合学生的营养菜单，并确保食物的卫生和安全。他们还可以开展营养教育活动，向学生传授健康饮食知识，加强对学生营养素养认识的培养。

（二）营养主动健康服务机构和组织

营养服务机构和组织在营养主动健康服务体系中起着重要的作用，他们提供平台和资源，使得营养服务能够更加有效地传达给公众。这些机构和组织包括政府部门、非营利组织、医疗机构、社区中心、学校等，他们在协调和提供营养服务方面扮演着重要的角色。这些营养服务机构和组织通过协调和合作，形成一个完整的营养主动健康服务体系，以满足公众对健康饮食的需求，为个体和社区提供全面、个性化的营养服务和支持，从而预防疾病和促进公众健康。

1. 政府机构

政府对于营养主动健康服务体系的发展和实施起着重要的引导和支持作用。政府部门制定和实施相关政策、法规和指导方针，以引导和指导健康饮食的实施和加强营养服务的提供，并负责监督和评估营养服务的质量和效果，确保公众得到安全、有效的营养服务。

2. 非营利组织

非营利组织通常专注于营养教育、公众意识提高和社区参与。他们通过组织活动、制作宣传材料，提供营养主动健康培训和咨询服务，传递营养信息并促进健康饮食的实践。非营利组织还可以在弱势群体中提供特殊的营养支持和营养服务，确保所有人都能获得平等的营养机会。

3. 医疗机构

医疗机构是提供综合性营养服务的重要机构，与其他医疗专业人员紧密合作，为患者提供营养评估、治疗和咨询服务。在医疗环境中，医疗机构可以根据患者的疾病状态和治疗需求，制订个性化的营养计划，并提供专业的营养咨询和指导。医疗机构还可以通过多学科团队的合作，确保患者在接受治疗过程中得到全面的营养支持。

4. 社区中心

社区中心是基层健康服务的重要组成部分，可以提供基本的卫生保健和健康教育，并提供一对一的营养咨询和群体营养教育活动。它们与社区工作者合作，组织健康促进活动、提供咨询服务和传递营养信息。社区中心了解社区的特定需求和资源，并通过合作伙伴关系，推动营养服务的实施和发展。

5. 学校

学校在营养主动健康服务体系中扮演着重要的角色，特别是在儿童和青少年的健康饮食方面。学校饮食员工负责规划和提供学校的餐饮服务，确保学生获得营养均衡的饮食。他们遵循相关的营养标准和指导方针，设计菜单，选择食材，并确保食物的安全和卫生。学校还可以开展营养教育活动，向学生传授健康饮食知识，培养良好的饮食习惯。

（三）营养主动健康服务体系的范围

营养主动健康服务体系是一个为个体提供全面、个性化的营养评估和饮食指导及健康教育的综合性服务机制，旨在提供全面、协调和高效的营养服务以帮助人们实现健康饮食目标并提高生活质量。这些运作方式相互协调，构成一个完整的服务系统，共同为个体提供全面、协调和高效的营养支持，帮助他们养成健康的饮食习惯，并最终提高整个社会的健康水平。常见的范围可包括以下方面。

1. 提供个体化评估

个体化评估是营养服务的关键步骤之一。通过详细了解个体的健康状况、身体特征、饮食习惯和生活方式等方面的信息，营养专业人员才能够制订出针对个体需求的具体营养计划。个体化评估的重要性在于确保饮食方案的个性化和针对性，以最大程度地满足个体的营养需求。个体化评估可以通过面对面的访谈、问卷调查、营养记录和生物测量等方式进行，评估内容包括个体的身高、体重、体脂含量、血压、血液检测结果及其他相关指标。为有效实施个体化评估，营养专业人员需要与个体建立良好的沟通和信任关系，采用科学准确的评估工具和方法，定期进行复查和更新，以便及时反映个体的变化和评估进展。

2. 制订个性化饮食计划

制订个性化饮食计划是营养服务的核心内容之一。根据个体化评估的结果，专业人员能够为个体制订出针对其具体需求和目标的饮食计划。这个计划需要考虑到个体的能量需求、营养素需求、食物喜好、文化背景和经济条件等因素。饮食计划通常包括每餐的食物组合、食物的分量和饮食的频率，以及注意事项和限制。制订个性化饮食计划的重要性在于确保个体摄入足够的营养物质，并满足其特殊需求，如减肥、控制血糖、管理血压等。为有效实施个性化饮食计划，专业人员需要深入了解个体的营养需求和限制，并与个体一起制订可行且可持续的饮食计划。

3. 营养教育和指导

除了制订饮食计划，营养教育在营养主动健康服务中也起着重要作用。教育内容可能涉及营养知识、饮食原则、食物选择和购物技巧、食物准备和烹饪方法等，通过提供科学准确的信息和指导，个体能够了解不同食物的营养成分、合理的膳食结构，以及饮食习惯的培养等方面的知识。营养教育的重要性在于帮助个体掌握健康饮食决策的能力，并将这些知识转化为实际的行动。为有效实施营养教育，专业人员需要根据个体的需求和背景制订个性化的教育计划，并采用通俗易懂的语言和多种教育方法进行传授。借助教育工具如宣传册、在线课程和手机应用等，个体可以获得可靠的资源和参考资料，帮助他们更好地理解和应用营养知识。

4. 长期跟踪和支持

长期跟踪和支持是营养服务的关键组成部分，对于个体在实施饮食计划时保持动力和持续改善健康至关重要。营养服务不应局限于一次性的评估和计划制订，而应建立起长期的跟踪和支持机制。通过建立稳定的沟通渠道，如面对面会议、电话咨询、电子邮件和在线聊天等形式，营养专业人员与个体保持定期联系。在跟踪过程中，收集个体的营养摄入数据、身体测量数据和其他相关信息，并及时进行分析和评估。根据个体的反馈和进展，调整和优化饮食计划，提供相应的支持和指导。这种持续的支持可以帮助个体保持良好的饮食习惯并实现长期的健康目标。

5. 多渠道传播和普及

多渠道传播和普及是营养服务的关键策略之一，旨在将营养知识和服务推广给更广泛的受众。通过各种传播渠道，如社交媒体、宣传资料、健康网站等，营养专业人员可以向大众传播科学准确的营养信息，并提供相应的服务信息。此外，结合政策倡导和社会宣传，营养主动健康服务还可以推动整个社会的营养意识和行为改变。通过多渠道传播和普及，营养主动健康服务可以更广泛地影响和帮助个体实现健康饮食目标。

三、营养主动健康服务体系的构建要素

建立一个协调高效的营养主动健康服务体系，是为了满足个体的营养需求和

促进个体健康饮食行为的改变。通过不断创新和改进，可以建立一个更加有效和可持续的营养主动健康服务体系，为个体提供全面的营养支持，推动整个社会的健康饮食行为改变。

营养主动健康服务体系的构建旨在提供全面、个性化和可持续的营养支持，以满足个体的营养需求和促进个体健康饮食行为的改变。以下是构建营养主动健康服务体系的关键要素。

1. 多学科合作

营养主动健康服务体系要整合多学科的专业知识和技能，各个专业团队应该建立紧密的跨学科合作关系。营养学专家、医生、护士、心理学家等应定期会诊并共享信息和观点，确保给出的营养建议是综合的、一致的；同时应建立有效的沟通渠道和机制，鼓励不同专业人员进行交流和合作。定期举行会议、研讨会和培训活动，促进知识共享和技能提升，以提高整体团队的协作效率。通过跨学科团队的合作，可以提供更全面和更综合的健康支持。

2. 个体化评估和计划

个体化评估是建立协调高效的营养主动健康服务体系的关键步骤。通过收集个体的身体测量数据、健康状况、饮食习惯和生活方式等信息，可以制订个性化的营养计划。基于个体的特定需求和目标，进行全面的营养评估，提供针对个体需求的食谱、营养补充剂和行为改变指导。

3. 信息技术支持

利用信息技术来支持营养主动健康服务的高效运作。建立电子健康记录系统和在线平台，实现个体化评估、饮食计划制订和跟踪的自动化处理。移动应用程序和智能设备也可以帮助个体记录饮食和活动数据，并提供实时反馈和指导。

4. 跨部门合作

营养主动健康服务体系需要与医疗机构、教育机构、政府部门、社区组织等多个部门进行紧密合作。通过共享资源和信息，推广营养主动健康服务的普及化。此外，要与食品行业、餐饮业和零售业等相关产业紧密合作，推动市场需求的改变和提供更多健康选择。

5. 加强教育和宣传

加强公众对营养知识的教育和宣传，提高个体和社会对健康饮食的认知和行为改变意识，可以通过开展健康饮食教育活动、提供可靠的营养信息、倡导政策措施来推动健康饮食环境的改善。

6. 持续监测和评估

建立有效的监测和评估机制，跟踪营养主动健康服务体系的效果和质量。监测可以包括个体的营养状态和健康指标的定期评估，以及服务的满意度和改进的反馈。通过定期进行研究和调查，收集数据并分析结果，评估营养主动健康服务体系的有效性和可持续性。

7. 持续教育和培训

为营养专业人员提供持续的教育和培训，以确保他们跟上最新的科学研究成果和营养领域的发展。通过举办研讨会、培训课程、学术会议等形式来实现，同时，建立专业组织和网络，促进专业人员之间的交流和合作，共同推动营养主动健康服务体系的进步和创新。

8. 倡导社区公众参与

鼓励社区居民和利益相关方参与营养主动健康服务体系的建设和推广。通过建立社区合作伙伴关系、开展义务工作和志愿服务活动等形式，增强社区居民的营养意识和参与度。同时，利用媒体和社交平台等渠道进行营养宣传和倡导，提高公众对健康饮食的关注度和认知水平。

9. 加大政策支持力度

政府的政策支持对于营养主动健康服务体系的构建和发展至关重要。政府可以制定相关法规政策，提供资金投入和资源支持，设立专门部门和机构负责协调和推动营养服务的发展。此外，颁布法律法规以保障服务的质量和安全也是重要的方面。

第二节　营养主动健康标准体系的构建

一、构建营养主动健康标准体系的内涵

随着人们的健康理念从"以疾病为中心"向"以健康为中心"转变，营养干预作为"零级预防"措施的作用被越来越多人重视。《国民营养计划（2017—2030年）》提出要完善营养法规政策标准体系，推动营养立法和政策研究。《健康

中国行动（2019—2030年）》提出，实施以食品安全为基础的营养健康标准，推进营养标准体系建设的行动目标，具体内容要求：研究推进各类人群集体用餐操作规范，加强营养和膳食指导。"十四五"国民健康规划提出，要推进食品营养标准体系建设，健全居民营养监测制度，强化重点区域、重点人群营养干预。

当前我国出台了非常多文件进行营养理念的指导，包括《中国居民膳食指南（2022）》《学校食品安全与营养健康管理规定》《农村义务教育学生营养改善计划实施办法》《儿童青少年肥胖控制实施方案》《临床营养科建设与管理指南（试行）》和《学生餐营养指南》等，同时还开展了营养健康场所的建设，希望通过营养指导员指导餐厅、学校、综合实验区等向消费者输出更多的营养知识，形成以点带面、连点成片的示范带动作用，不断推动食品安全与营养健康事业高质量发展。在《中华人民共和国食品安全法》（以下简称《食品安全法》）和《中华人民共和国标准化法》的基础上，目前已经初步构建了营养相关的标准体系图，将营养相关的标准渗透到各类标准中，希望在保障食品安全的同时，兼顾营养理念，为企业研发创新注入更多的活力，使《国民营养计划（2017—2030年）》能够真正落地，最终实现国民营养素养明显提高和营养相关疾病发病率显著下降的目标，提高人民群众的健康获得感、幸福感和生活质量。

营养主动健康标准体系是一套全面覆盖营养健康领域的标准和规范，包括但不限于营养素参考摄入量、食品安全标准、营养服务操作规程等。这一体系旨在为公众提供科学、准确的营养信息，指导营养产品的生产和服务，从而提高整个社会的健康水平。这一体系的建设对于提高公众的营养健康水平、指导营养产品和服务的发展具有重要意义。

二、营养主动健康标准体系的建设内容

随着公众健康意识和营养需求的显著提高，我国在营养法规、管理、标准、供给等方面存在的不平衡和不充分问题逐渐显现。早在2010年8月30日，卫生部关于成立卫生部营养标准专业委员会的通知指出，决定组建成立卫生部营养标准专业委员会，负责的专业标准包括人群营养、膳食指南、食物成分、营养工作方法等。经过十多年的建设，在国家政策的引导下，国家卫生健康标准委员会已经形成了门类齐全、结构合理、具有一定配套性和完整性的营养标准体系，满足各个年龄段、各个病种的膳食营养素指导，以及疾病筛查等方面的需求，强化

安全意识、服务意识、责任意识和大局意识，让营养主动健康的理念不断深入人心，助推行业高质量发展，让营养助力国民健康。

营养主动健康标准体系是确保营养服务质量和效果的基石。一个科学的、系统的标准体系能够为营养健康工作提供明确的指导和评价依据。营养主动健康标准体系的构建，有利于政府引导、群众参与，有利于逐步增强群体的自我健康管理意识，有利于统一规划、规范行为和营养健康管理标准化的要求。建设一个高效运行的标准体系，需要明确组织结构、职责分工和运行机制。同时，应建立标准的动态更新和评估机制，确保标准的时效性和科学性。

营养主动健康标准体系的构建是一个多维度、多层次的过程，需要以下五个步骤。①标准制定：由专家学者、行业协会、政府部门和相关利益相关者共同参与，制定一系列基于科学证据的营养健康标准；②公众咨询和反馈：在标准制定过程中，应广泛征求公众和专业人士的意见和反馈，确保标准的适用性和接受度；③政策支持：政府应出台相关政策支持标准的实施，如提供财政补贴、税收优惠等；④教育和培训：对营养健康服务提供者进行标准化的教育和培训，提高其专业素质和专业能力；⑤监督和评估：建立一套标准的监督和评估机制，确保标准得到有效执行，并根据实际情况进行动态调整。

目前，我国营养标准体系框架主要包括以下内容：①营养基础性标准，包括营养名词、术语标准；②人体营养标准，包括人体营养状况评价原则、人体营养素正常值范围、膳食营养素参考摄入量、营养状况评价、突发事件营养风险评价；③膳食指导与干预标准，包括膳食营养指导与干预原则、居民膳食指导与干预、特殊人群膳食指导及营养干预、集体用餐机构营养指导与干预；④临床营养标准，包括临床营养风险筛查及营养状况评价、患者膳食营养指导与干预、营养支持治疗；⑤食物营养标准，包括食物营养评价原则、食物分类和编码原则、食物成分表和数据库、食物营养评价标准；⑥方法标准，包括方法标准编制原则、膳食调查方法、人体测量方法、生物样本营养素检测方法、营养干预方法。

三、营养主动健康标准体系的组织架构及运行架构

建立一个由政府主导、多部门参与、运行高效的组织架构，是确保营养主动健康标准体系顺利实施的关键。该架构需要明确组织结构、职责分工和运行机制。同时，应建立标准的动态更新和评估机制，确保标准的时效性和科学性。

（一）组织结构

（1）领导小组：成立由政府相关部门领导、营养健康领域的专家学者、行业代表组成的领导小组，设立清晰的职责分工，确保领导小组能够高效决策和协调跨部门合作。

（2）专家委员会：由营养学、医学、食品科学、公共健康等领域的专家组成，负责标准的制定、审核和更新。定期组织专家论坛和研讨会，共享来自基础研究和临床实践的最新发现。

（3）执行机构：专门的执行机构负责标准的推广、实施和监督，确保标准得到执行和广泛应用。执行机构还负责培训营养健康服务提供者，提供实施指导和技术支持。

（二）职责分工

（1）政府部门：制定相关政策，为标准体系的建设提供法律和政策支持。

（2）科研机构：开展营养健康相关研究，为标准制定提供科学依据。

（3）教育机构：设立营养健康相关的教育课程，培养专业人才；对公众进行营养健康教育，增强公众的营养健康意识。

（4）企业与服务提供者：按照标准提供产品和服务，参与标准的实施和反馈。

（三）运行机制

（1）多部门协作机制：建立健全跨部门协作机制，包括卫生健康、教育、农业、商务等相关部门，形成政策、卫生、教育、农业、商贸等多部门联动的工作格局，共同推动营养健康标准的制定和执行。

（2）专家委员会的角色强化：组建一个汇聚营养学、医学、食品科学等领域的专家委员会，确保成员具有丰富的专业知识和经验，负责标准的科学制定和定期更新。专家委员会还需负责对新兴科学研究成果的评估和标准的适时修订。

（3）执行机构的职能拓展：设立专门的执行机构，负责标准体系的推广、培训、监督和评估工作。此外，执行机构还需对标准执行过程中的问题进行收集和分析，并提出改进建议。

（4）信息反馈与公众参与：建立有效的信息反馈机制，收集实施过程中的问题和建议，及时优化和调整标准体系。鼓励公众和行业从业者参与标准的反馈和讨论，建立开放的信息反馈渠道，提高标准的透明度和公信力。

（四）监管及考核机制

（1）监管体系的细化：构建一个全面的监管机制，对营养服务的各个环节进行监督，确保标准的执行。明确具体监管的责任主体、对象、内容和手段。例如，营养咨询机构的监管，须明确其资质认证、服务记录、客户反馈等监管要点。

（2）考核机制的多元化：建立科学的考核机制，对服务提供者的服务质量和效果进行评价，激励优质服务的提供。考核机制要结合定量指标和定性指标，如服务满意度、服务覆盖率、专业能力提升等，确保考核的全面性和公正性。

（3）法规支持的深化：将营养主动健康服务标准体系的执行纳入法律框架，明确法律责任，增强法律效力。

四、营养主动健康体系发展趋势

（一）继续完善临床营养标准体系建设

临床营养是营养主动健康服务体系的重要组成部分，需要建立一套完善的临床营养标准体系，指导医疗机构提供专业的营养治疗服务。从《中国居民营养与慢性病状况报告（2020年）》来看，目前我国居民的营养与慢性病状况可谓喜忧参半。虽然居民营养不足的问题得到持续改善，居民对健康的关注度不断提高，重大慢性病的过早死亡率下降，但是同时仍面临很多挑战，最重要的是健康危险因素的流行水平仍然处于较高位，比如不健康饮食、运动量不够、过量吸烟饮酒等。特别是在不健康饮食方面，目前我国居民油盐的摄入量仍远高于《中国居民膳食指南（2022）》的推荐量，膳食脂肪供能比仍超过30%，还有儿童、青少年过多饮用含糖饮料等问题。这些健康危险因素的流行，导致居民超重肥胖问题凸显，慢性病的患病率、发病率呈上升趋势。

营养与慢性病防控关系密切，慢性病防控是营养改善工作的重要目标，营养改善是慢性病防控的基础条件。目前，除了营养基础性标准（营养标准制定规范和营养名词、术语标准），我国的营养标准体系主要由五个板块构成，包括人体营养、膳食营养指导与干预、临床营养、食物营养、方法标准。在营养标准的制定方面，我国有着很大的需求以规范营养工作，比如膳食调查方法及问卷的标准化，营养评价的工具、适宜推荐量和程序，营养指导的要点和流程。2017 年后我国营养标准颁布的节奏明显加快了。2017 年 8 月 1 日发布、2018 年 2 月 1 日起实施的营养标准有《老年人营养不良风险评估》《人群维生素 A 缺乏筛查方法》《学生餐营养指南》《肿瘤患者主观整体营养评估》《老年人膳食指导》《慢性肾脏病患者膳食指导》《脑卒中患者膳食指导》《恶性肿瘤患者膳食指导》《高尿酸血症与痛风患者膳食指导》等；2017 年 9 月 14 日发布、2018 年 4 月 1 日起实施的营养标准有《高温作业人员膳食指导》《中国居民膳食营养素参考摄入量第 1 部分：宏量营养素》《中国居民膳食营养素参考摄入量第 3 部分：微量营养素》。这些标准既能对普通人群和临床相关疾病患者提供科学合理的饮食指导，也能对可能存在的营养不良或某些营养素缺乏的人群提供评估和筛查手段，充分体现了标准制定"以人群营养健康需求为中心、以提高人群健康水平为出发点"的指导思想。

　　然而，目前在临床营养方面仍缺乏具有专业性、针对性的相关标准体系。临床营养在治疗疾病的过程中起着重要作用，患者营养状况的好坏直接影响创伤的愈合与疾病的恢复，营养状况良好可延缓某些疾病的发生和发展，临床营养治疗已是某些疾病的治疗手段之一。《国家标准化体系建设发展规划（2016—2020年）》提出，加快完善医院标准化体系建设，更好地指导医院质量安全持续改进。2020 年，《中国医院质量安全管理》中关于临床营养标准的内容为各医疗机构提供了临床营养服务标准，包括营养风险筛查、营养状况评价、营养治疗（医疗膳食、肠内营养和肠外营养）等各项临床营养工作的规范，并提供了儿科营养不良评估筛查工具（screening tool for the assessment of malnutrition in pediatrics，STAMP）、营养风险筛查表 2002（nurtritional risk screening 2002，NRS 2002）、微型营养评估（min nutritional assessment，MNA）、患者主观整体营养评估量表（patient-generated subjective globe assessment，PG-SGA）等多个营养筛查评估工具，为临床营养工作者提供实用的临床工具。今后，在国家卫生健康委员会（以下简称"国家卫生健康委"）的组织领导下，还将陆续制定、发布更多的临床营养标准，形成系统的、专业的、规范化的临床营养标准体系，助力《国民营养计划（2017—2030 年）》的实施，为提高国民营养健康水平、推动主动健康的发展提供技术支撑。

（二）不断推动营养主动健康标准与国际接轨

随着全球化进程的加快，国际的营养主动健康合作日益频繁。推动国内营养主动健康标准与国际接轨，了解和分析国际营养主动健康标准，有利于提升我国营养主动健康服务的国际竞争力。一个科学、完善且与国际接轨的营养主动健康标准体系，将为营养主动健康服务提供规范化、专业化的标准。党的二十大报告提出"树立大食物观""构建多元化食物供给体系"，多元化食物供给体系能够满足人民群众对美好生活的需要，为人们提供更多营养健康的食品。消费者对营养健康的关注让更多人了解到食品营养健康声称的现状。食品营养健康声称最终要传递给消费者真实的、科学的信息，帮助消费者清晰地选择相关产品。目前，各国都遇到了怎样规范标签中营养健康声称的标识问题，考虑到社会文化、传统文化等因素的不同，各个国家对于声称的管理也不一样。健康产业发展到今天，需要从顶层的高度统筹看待目前的法规是否适应现在的情况，需要管理部门、学术界与企业共同研究和探讨，使得法规更加完善。

推动高质量发展是我们全面建设社会主义现代化国家的首要任务，标准化体系建设在推动高质量发展中具有重要意义。无论是"健康中国"战略，还是党的二十大报告、国民经济和社会发展"十四五"规划，都对食品产业和健康产业提出了一系列战略性要求。中共中央、国务院发布的《关于深化改革加强食品安全工作的意见》中提出，到 2035 年，基本实现食品安全领域国家治理体系和治理能力现代化，食品安全标准水平进入世界前列，食品安全风险管控能力达到国际先进水平，让人民群众吃得健康、吃得放心。

标准的制定对规范和保障健康食品产业发展具有重要意义。标准和法规在健康食品领域中具有基础地位，国家在相关食品领域已经出台和发布了以《食品安全法》为基础的一系列相关的部门规章、管理性文件、食品安全国家标准，同时对各种食品原料、食品添加剂、食品标签，以及特殊人群食用的食品在营养声称、产品生产、注册、经营、广告等方面提出了一系列要求。事实上，国家卫生健康委、市场监管总局等国家机构，以及高校、行业组织、企业等单位，都在积极开展食品法规、标准方面的相关工作。我国不仅有强制性的食品安全国家标准体系，还有各种推荐性的国家标准、行业标准、团体标准、地方标准，以及依据上述标准所制定的企业标准。这些标准共同构成了全社会落实国家提出的一系列战略要求法规标准的基础和架构。当下，保障我们食品安全、促进营养健康产业发展的各项法规标准都在逐渐完善。随着"健康中国"战略和《国民营养计划（2017—2030年）》的推动，国民对健康的需求日益增长，对标准体系的不断完善也提出了更高的要求。营养问题在哪，我们就要针对性地解决相应的食品营养问题，这是标准发展的方向。食品营养方面的标准要考虑到国家战略发展和社会需求，充分挖掘、创新营养健康食品，带动保健食品和营养强化食品等新型营养健康食品行业发展，同时可以满足人民群众不断消费升级和对于美好生活向往的需求，为经济增长注入新的发展动力，成为今后拉动消费的巨大增长点之一。营养健康是食品工业转型的主要方向，相关标准中营养声称和功能声称的进一步完善、扩大可强化的食物类别等措施，体现了国家标准在保障消费者微量营养素摄入、激发行业产品研发活力、规范行业行为等方面的重要作用，为健康行业的可持续发展奠定了坚实的基础，提供了政策法规的有力保障，体现了政府部门、协会、机构、企业共同维护行业发展的决心。希望通过四方的共同努力，完善食品营养健康声称管理标准体系，为消费者提供更健康、更营养的产品，不断推动我国食品营养健康标准与国际接轨，甚至让中国标准实现国际化引领。

第三节　营养主动健康监测体系

国民健康是关乎全国的民生问题，同时也是重大的政治问题、经济问题和社会问题。"健康中国"战略提出为人民群众提供全方位、全周期的健康服务，是推动当前被动健康模式向主动健康模式转变的最强动力。营养监测体系是实现主动健康模式的手段之一，是营养主动健康服务体系中的重要组成部分，对于评估公众营养健康状况、指导营养政策制定、监督营养干预效果具有重要意义。建立和完善营养主动健康监测体系，对于掌握国民营养健康状况、指导营养干预措施、制定科学合理的营养政策具有至关重要的作用。

一、营养监测的概述

营养监测是指长期动态监测人群的营养状况，同时收集影响人群营养状况的有关环境和社会经济条件等方面的资料，探讨从政策、社会措施方面改善营养状况和条件的途径。营养监测还收集与食物生产、食物消费、食物分配有关的信息，因此营养监测又称食物营养监测。

（一）营养监测的目的

通过营养监测，能够及时了解和掌握社会发展过程中居民食物消费及营养状况的变化和趋势；为决策者提供信息，有针对性地调整食物生产、流通政策，有的放矢地解决营养问题，预防疾病的发生；保证社会发展过程中食物生产、人群健康与环境的平衡发展。

（二）营养监测的特点

（1）突出重点：以妇女、儿童、老年人等人群为重点，分析影响其营养状况的社会因素，并探讨可能采取的社会性措施。

（2）动态监测：以有限的人力、物力尽可能地收集现成资料，分析掌握一个国家或地区的常年动态，将营养状况信息向上级反馈，并为制定营养政策提供科学依据。

（三）营养监测的内容

营养监测的内容包括：①居民营养及相关健康状况的监测；②居民食物、能量和营养素摄入情况的监测；③居民营养知识、营养态度、饮食行为和生活方式的监测；④食物成分和营养数据库变化的监测；⑤食品供应情况及其影响决定因素的监测；⑥社会经济发展水平的监测。一项综合性营养监测的内容是对以上六个方面的营养监测活动进行数据收集、数据分析、信息发布及利用，它们相互联系，用于数据交流及信息传递。

（四）营养监测系统的建立

营养监测系统需要建立组织机构，配备人员，提供所需物资和经费。该系统用于制定政策，建立工作程序和工作制度，以保证数据的准确性；设置和完善监测质量的评价体系。

（五）营养监测数据的收集

营养监测数据收集的常见方式包括：①人口普查资料；②政府部门的统计资料；③国家卫生行政部门常规收集的资料；④社区资料；⑤监测过程中调查获得的家庭资料和个人资料，如食物消费和营养素的摄入情况、体格检查和生化检查数据等。

在数据收集过程中，必须进行营养监测资料的质量控制，达到正确性、完整性、可靠性和可比性的控制标准。质量控制是全面、系统的工作，不仅是简单地核对数据，找出差错并修改，而且是贯穿整个监测工作的全过程。

（六）营养监测数据的分析

根据营养监测系统收集的资料性质、涉及人群、营养素摄入状况、相关的影响因素及其趋势、干预的效果评价等，可以从多方面对数据进行分析。分析方法一般有描述性分析方法、趋势性分析方法和干预性分析方法。

（七）营养监测结果的利用

营养监测的结果可以通过监测系统、正式简报、非正式报告（会议、专业接触人、出版物）等综合方式发布。营养监测结果的利用包括：①发现高危人群，制定或评价营养目标以及监测食物的生产和销售；②制定营养干预措施；③制定相关法律法规、政策和指南；④开展营养的科学研究。

此外，还可用于建立国家营养领域的信息系统，加强营养信息交流，促进营养信息资源共享。

二、我国营养监测的发展历程

国民营养与健康状况是反映一个国家或地区经济与社会发展、卫生保健水平和人口素质的重要指标，也是制定国家公共卫生及疾病预防控制策略的重要信息。世界上许多国家，尤其是发达国家都会定期开展国民营养和健康状况的调查和监测，及时颁布国民健康状况年度报告，并据此制定和评价相应的社会发展政策，以改善国民营养和健康状况，促进社会经济的协调发展。中华人民共和国成立以来，党和政府高度重视人民健康，在毛泽东提出"预防为主"的方针政策指引下，我国于 1959 年、1982 年、1992 年、2002 年、2010—2013 年和 2015—2017 年分别开展了六次全国性的居民营养健康状况调查和监测。历次调查结果及时反映了居民膳食结构、营养和健康状况及其变化规律，揭示了社会经济发展对居民营养和健康状况的影响，为国家制定相关政策、引导农业及食品产业发展、指导居民建立健康生活方式提供了科学依据。

随着社会的不断发展，营养调查、监测的内容和方法也与时俱进，总体来看有四个发展特点：①调查和监测数据逐步从仅有全国代表性发展到既有全国代表性又有省级代表性；②调查设备和数据收集方法逐渐走向电子化和智能化，如调查问卷从纸质发展到电子式，从杠杆秤和汞柱式血压计发展到电子体重秤和电子血压计；③调查内容的询问范围从单一的个人和家庭基本信息到增加了生活方式、饮食习惯及疾病谱等信息；④膳食调查内容从单一的食物称重法扩展为调味品称重法、三天 24 小时回顾和食物频率调查三种方法并用。

尽管我国已经建立了国家级营养健康监测体系，掌握了居民营养健康的基本状况，但是各地膳食营养状况差异明显，慢性病的疾病谱也不尽相同。这就需要各地建立一些区域性营养创新平台和营养专项重点实验室，为研究区域性的营养健康问题提供技术支撑，从而制定适合当地经济社会发展的防控技术和策略，以提高营养干预和服务的精准性。

三、我国现有的慢性病与营养主动健康监测体系

目前，我国已经初步建立了国家级营养主动健康监测体系，先后开展了六次全国居民营养状况调查，并于 2010—2012 年开展了中国居民营养与健康状况监测，为不同历史时期的营养改善政策提供重要依据。针对慢性病，我国还先后于 2004 年、2007 年、2010 年和 2013 年开展了四次全国成人慢性病及行为危险因素监测，基本掌握了我国居民慢性病患病率、死亡率等情况。然而，随着监测工作范围不断扩大、指标不断扩展、实施单位不断增加，出现了不同机构对相同的指标进行监测的现象。由于监测方法不统一等原因，造成监测结果的不一致，给行政部门决策时带来困难，同时重复采样和数据收集等也给基层实施单位造成了很大的工作负担。为整合多方资源和力量，形成统一、规范的监测信息工作机制，完善营养主动健康监测体系，切实减轻基层工作负担，自 2003 年 9 月起，国家人口和计划生育委员会专门成立工作组，先后赴 10 余个省份开展调研，

了解基层需求和工作状况，召开国家层面专家研讨会和论证会 20 余次。经过与相关机构反复协商，在监测目标、范围、周期、内容与方法、抽样代表性等关键问题上，工作组逐步达成共识，最终形成《中国居民慢性病与营养监测工作方案（试行）》。该方案为完善我国慢性病与营养主动健康监测体系，建立慢性病与营养相关数据共享平台与机制，实现数据深入分析与综合利用，及时发布权威信息，为政府制定和调整慢性病防控、营养改善及相关政策，评价防控工作效果提供了科学依据。

（一）监测范围和频率

中国居民慢性病与营养监测以具有国家级和省级代表性、覆盖 605 个县（市、区）的国家死因监测点为基础，综合考虑《中国慢性病防治工作规划（2012—2015 年）》的目标要求、主要监测指标的数据更新频率要求、监测结果对政策制定与调整的指导作用、基层工作负荷等各种因素，确定每 3 年为 1 个监测周期，分年度开展成人慢性病与营养、儿童与乳母营养与健康状况、慢性阻塞性肺病监测和心脑血管事件报告，以及食物营养成分、农村义务教育学生营养健康状况监测工作。

（二）抽样方法和监测点

为使中国居民慢性病与营养监测结果能够反映不同人口特征、社会经济、地理分布等特点，本次监测采用多阶段、分层整群抽样方法，抽取 302 个点开展中国成人慢性病与营养监测，抽取 150 个点开展中国儿童与乳母营养健康监测，分别抽取 125 个和 100 个点开展中国居民慢性阻塞性肺疾病监测和心脑血管事件报告试点工作。所有监测结果均具有国家级代表性，其中中国成人慢性病与营养监测具有省级代表性。此外，还在全国集中连片特殊困难地区抽取 50 个点开展农村义务教育学生营养健康状况监测，依托我国 20 个省（市）级实验室开展中国食物成分监测。

（三）监测内容和指标管理

根据《中国慢性病防治工作规划（2012—2015 年）》和《中国食物与营养发展纲要（2014—2020 年）》要求，结合世界卫生组织《全球非传染性疾病预防和控制综合监测框架》中的 25 项指标要求，考虑相关监测指标的历史可比性、对国家重点防控工作效果评价等因素，确定监测的内容、指标和方法，形成规范的管理体系。监测结果表明：①我国不同地区、不同年龄及不同性别居民的主要食物和营养素摄入量、膳食结构现况及变化趋势；②居民身高、体重、血压、血糖、血脂等生长发育及健康指标的现况和变化趋势；③居民吸烟、饮酒、身体活动不足等慢性病行为危险因素的流行现况和变化趋势；④居民营养不良、营养素缺乏、高血压、糖尿病、慢性阻塞性肺病和急性心肌梗死等慢性病的患病率或发病率状况；⑤居民对高血压和糖尿病的知晓率、治疗率、控制率及其变化趋势等。

通过不断完善我国居民营养主动健康监测体系，加大对营养监测和干预的投入，相信我国居民疾病防治和营养管理的发展将会迈上新的台阶。

（四）营养监测数据管理

为充分利用监测结果，发挥监测数据对确定防控重点、评估防控效果、调整和改进防控政策的指导作用，需要对数据收集与录入、数据安全管理、数据共享与发布三个方面提出具体要求，并逐步建立慢性病与营养监测信息管理体系。

四、构建营养主动健康监测体系

主动健康理念强调的是一种积极主动的健康管理模式，要求个体在日常生活中主动关注和管理自己的健康状况，而营养作为健康管理的重要组成部分，营养主动健康监测体系的建立就显得尤为重要。此外，随着个性化医疗和精准营养的兴起，营养主动健康监测体系也应当具备更高的灵活性和针对性，能够根据不同个体的生理特征和生活习惯，提供个性化的监测和评估。营养主动健康监测体系不仅需要关注传统的营养不良问题（如儿童发育迟缓、微量元素缺乏等），还需要关注现代社会中日益增加的营养过剩问题（如肥胖、2 型糖尿病等）。在主动健康的理念下，营养主动健康监测体系不再是单一的数据收集和疾病预防机制，而是转变为一个全面、动态、互动的健康管理平台。

（一）营养主动健康监测体系的框架

在主动健康的背景下，营养主动健康监测体系不仅是对人群营养状况的被动记录，更是一个能够激励个体参与、自我管理并实时响应的动态系统。为适应这一理念，营养主动健康监测体系需要具备实时性、个性化和互动性等特征，通过高科技手段（如移动健康设备、智能传感器等）实现对个体营养状况的持续监测，利用数据分析为个体提供定制化的营养建议和干预措施。营养主动健康监测体系的框架应包括以下四个方面。

（1）数据收集机制：采用智能穿戴设备、移动应用程序等工具，实时监测和记录个体的饮食行为、营养摄入、生理参数等数据，建立全面的营养数据收集机制。

（2）个性化数据分析：运用大数据和人工智能技术，对收集的大量数据进行深度分析，发现营养摄入的模式和潜在的健康风险。基于数据分析结果，预测个体可能面临的健康问题，并提供科学的预防建议和个性化营养方案。

（3）动态干预反馈：根据监测结果，通过移动应用、在线平台等工具，及时向个体反馈营养状况，提供定制化的营养干预措施，鼓励主动健康行为。

（4）持续的健康教育：定期向个体提供最新的营养知识、健康信息，提高其自我管理能力和健康意识。

（二）营养主动健康监测体系的关键技术

营养主动健康监测体系的关键技术包括以下五个方面。

（1）移动健康技术：利用智能手机和可穿戴设备，实现对饮食和生理指标的移动监测。

（2）云计算与大数据：建立云平台存储和处理大量营养健康数据，支持复杂的数据分析。

（3）个性化算法模型：开发个性化算法模型，根据个体的独特特征和需求，提供个性化的营养建议；对营养数据进行深度学习，提高干预的精准度和个性化水平。

（4）物联网传感技术：利用物联网技术，实现对食物摄入、消化、吸收等过程的实时监测。

（5）移动健康应用：开发多功能的移动健康应用，为用户提供便捷的健康管理和营养监测服务。

（三）营养主动健康监测体系的未来趋势

营养主动健康监测体系的未来趋势包括以下四个方面。

（1）精准营养：结合遗传学、代谢组学等领域的研究成果，实现更加精准的个性化营养建议。

（2）监测技术：研发无创或微创的营养监测技术，提高用户的监测便利性和舒适度。

（3）智能化决策支持：开发智能化的决策支持系统，帮助用户和健康管理者制定更有效的干预措施。

（4）全球健康数据共享：推动全球健康数据的共享，促进国际营养健康研究与合作。

（四）营养主动健康监测体系的重要性

在主动健康理念指导下，营养主动健康监测体系正从传统的被动监测向主动、智能、互动的方向发展。构建营养主动健康监测体系，长期、连续、系统地收集和分析居民营养健康状况及其影响因素信息，及时发布和利用相关数据，为制定和实施主动健康营养改善策略和措施、评价防控效果提供科学依据。基于临床诊疗开展的底层逻辑，开发全生命周期的营养综合监测系统，通过对居民档案数据、体征数据、疾病数据的采集，结合家族史及其他疾病高危因素和临床表现进行营养综合监测，智能分析人体的需求、供给、代谢和疾病状态，提供更加安全、精准、智能、快捷的营养调理方案，实现全流程、全方位、全生命周期的营养管理，全面实现营养相关的健康预防、代谢调理和疾病治疗的价值，为营养相关学术研究提供数据管理支持。通过构建营养主动健康监测体系促进个体健康，实现从疾病治疗到健康预防的转变，为构建健康社会提供有力支持。随着科技不断进步和人们健康意识不断提升，营养主动健康监测体系将为个体提供更加精准、便捷的健康管理服务，成为推动个体和公共健康发展的重要力量。

第四节　营养主动健康服务体系的人才建设

随着"健康中国"战略的推进，我国营养健康产业迅速发展，市场对营养健康管理人才的需求与日俱增。同时，食品产业向营养健康食品转型过程中，无论是食品企业的产品研发，还是餐厅的配餐要求，都需要具有一定营养知识储备和技能的专业人员来实现。《国民营养计划（2017—2030年）》提出，加强营养人才培养，推动营养健康事业发展。强化营养人才的专业教育和高层次人才培养，推进对医院、妇幼保健机构、基层医疗卫生机构的临床医生、集中供餐单位配餐人员等的营养培训。开展营养师、营养配餐员等人才培养工作，推动有条件的学校、幼儿园、养老机构等场所配备或聘请营养师。充分利用社会资源，开展营养教育培训。加大营养人才的培养力度，既是社会广泛的需求，也是营养教育培养内容逐渐提升到一个新的高度的要求。规范营养健康管理相关人才队伍的建设，提升营养健康管理服务人员的能力和水平，培养出适应营养健康服务业发展方向，且满足国人营养健康服务需求的高素质人才，已成当务之急。营养人才是推动营养主动健康事业发展的核心资源，培养和发展一支具有专业知识、实践能力和创新精神的营养健康人才队伍，是推进营养健康事业发展的基础工作。

一、营养人才的社会需求

2019年全国居民健康营养监测结果显示，健康素养水平得分在城乡地区、人群中的分布表现为不均衡。营养健康知识和素养的提高是促进居民健康的重要方式，当前我国居民存在营养健康知识缺乏、营养专业工作队伍不完整、岗位设置不足、专业人员严重缺乏等问题。

（一）大健康行业专业人才的政策目标

《健康中国行动（2019—2030年）》大战略纲领提出：到2030年我国要实现每1万人配备1名营养指导员的目标。国家卫生健康委印发的《"十四五"卫生健康人才发展规划》，明确将"十四五"期间培养造就一批卫生健康领域的战略科学家、医学领军人才和青年人才作为规划的重中之重，到2025年卫生健康人员总数达到1600万人，并强调要建设生命健康人才的高地。

（二）社会对营养专业人员的需求

目前，在我国营养专业人员的定义尚不明确，营养师这个名称的使用并未受到严格限制。专家指出，我国当前营养师领域存在显著乱象，除了经相关部门进行培训鉴定发证的公共营养师，市场上还有其他各类短期培训发证的营养师，这些人员中真正按营养师标准培养出来的并具备执业能力的营养师数量太少。大量不具备专业资质的营养师混杂其间，严重损害了营养师职业的公信力，构成了该职业面临的最大挑战。事实上，他们尚未掌握营养师所需的能力，主要从事社区的营养知识科普、营养教育推广以及一些配餐工作，这些工作目前在社会上的认同度并不高。根据国际营养师协会联盟 2016 年制定的标准，营养师是指应用食物和营养科学促进健康，预防和治疗疾病，以优化个人、群体、社区和人群健康的卫生专业人员。成为营养师必须具有营养及相关专业本科及以上学历的背景，并经过 500 小时以上的在有经验导师指导下的实践学习。从全球来看，绝大多数国家都把营养师归为"卫生专业人员"范畴。因此，营养师的职业认证和执业资格都受到相关法规的严格监管，需要遵循严格要求。未获得正式职业认证或执业资格的个人，不能使用营养师专业名称，更不能从事营养师的相关工作。

当前，我国每 40 万人中仅配有 1 名营养师，这与《健康中国行动（2019—2030 年)》的目标相差甚远，可见公共营养师的市场需求极大，并以 400 多万的空缺为基础逐年上升。此前，中国疾病预防控制中心营养与健康所对全国疾病预防控制（以下简称"疾控"）机构从事营养工作的专业人员进行了一次调查，结果显示，在 31 个省级疾控中心中，有 22 个设立了营养相关专业科室，但是地市级和区县级的疾控中心基本没有专门设立。从人员数量来看，疾控系统中专职的营养专业人才只占 0.36%。高血压、糖尿病患者不仅需要药物控制，还需要膳食营养方面的指导，但是我国基层目前缺乏足够的营养专业人才来从事此项工作。此外，目前我国的养老机构、中小学、月子中心、幼儿园和幼托机构、具备一定规模的餐饮单位和集中供餐单位等均未配置固定的营养师。

虽然目前许多医院在营养科中配置了临床营养师，但是其数量也远远不够。根据《三级综合医院营养评审标准实施细则》，临床营养专业人员与床位比不得少于 1 ∶ 200，全国三级综合医院至少需要营养专业人员 1 万人。按照欧美国家及日本营养专业人员与床位比通常在 1 ∶ 60 ～ 1 ∶ 120 的标准，若以 2015 年我国医疗机构床位数 700 万为基准进行计算，那么仅医院临床营养专业人员就需要 11 万～ 35 万人，加之其他卫生系统、高校、企业、团体对专业营养师的需求，实际上营养专业人员的缺口远大于此。由于我国高等临床营养人才培养历程曲折，当前在医院从事临床营养工作的非临床营养专业毕业生的比例偏高，而专业人才则明显缺乏。这一现状导致我国临床营养人才培养的数量与质量远远不能满足医疗系统、卫生系统、高校和企业对临床营养人才的迫切需求。

随着我国进入新的发展阶段，营养师的需求量会越来越大。营养师的工作场所包括与健康相关的医院、社区卫生服务中心、养老机构、公共卫生机构等，与食品相关的餐厅、食品加工生产企业，以及健身中心、学校等。为了满足不同的社会需求，中国营养学会对营养人才进行分层设计，规范营养人才队伍的建设，拟建立起一批专业化、规范化和职业化的营养师队伍，帮助提高居民的膳食营养技能，养成合理的膳食习惯，以便更好地全方位、全周期保障居民营养健康，从而达到主动健康"治未病"的目的。

二、规范营养人才培养

（一）营养人才的培养要求

营养健康事业的发展离不开营养专业人才。营养专业人才队伍的培养，可以为国民提供营养健康技术服务，增强国民健康体质，降低慢性病的发病风险。从《国民营养计划（2017—2030 年）》到《健康中国行动（2019—2030 年）》，国家对营养人才的培养给予了很大的关注。营养人才的培养一共有三个层次，第一个层次是高校教育类人才的培养，第二个层次是科研人员的培养，第三个层次是在医疗机构、幼托机构、企事业单位中提供营养健康服务的专业技术型人才（临床营养师、注册营养师等）和服务型人才（公共营养师、营养指导员、营养配餐员等）的培养。具体需要做到两点：一是要加快营养立法，保障人才队伍建设和营养工作规范化开展；二是要完善营养专业人才培养体系，积极推动营养专业岗位职业化发展。例如，《食品安全法》要求食品生产经营企业必须配备食品安全管理人员；《学校食品安全与营养健康管理规定》要求学校集体食堂必须配备营养健康管理人员，其主要职责是对膳食营养均衡等进行咨询指导，对学生营养不良与超重、肥胖的监测、评价和干预。

（二）营养主动健康人才培养的关键要素

随着社会对营养健康重视程度的提高，营养健康人才的培养和发展将面临更多的机遇与挑战。营养主动健康人才建设的关键要素包括以下四点。

（1）教育培训：建立从基础教育到继续教育的全阶段营养健康专业人才培养体系。在高校设立营养学、食品科学、公共卫生学等相关专业，开展本科及研究生教育。

（2）专业认证：实施营养师、营养顾问等专业人员的资格认证制度，确保营养健康服务人员具备必要的专业知识和技能。

（3）职业发展：为营养健康专业人才提供职业发展通道，包括职称评定、岗位晋升、继续教育等。

（4）科研支持：鼓励和支持营养健康领域的科学研究，为人才发展提供科研平台和项目资金，促进知识创新和技术进步。

三、临床营养人才的专业化培养

（一）临床营养人才的重要性

临床营养师在患者的治疗过程中发挥着重要作用，他们能够帮助患者"把饭吃好"，有效减少饥饿或隐性饥饿，降低患者营养不良的风险，并直接对疾病的临床结果、治疗成本和康复效果产生积极影响。目前，医疗机构已经在逐步转变观念，很多医院都有临床营养师参与到疾病的会诊中，或营养科与其他科室建立多学科联合诊疗机制，在给患者进行药物治疗的同时，给予营养支持和营养干预。临床营养科已不再是网友口中的"医院后勤部门"，临床营养师的重要性越发凸显。因此，社会对于临床营养人才的培养也越来越重视。临床营养是"大健康"理念的重要环节，政府与高校应该在这一新兴的健康产业中扮演好角色，构建规范的临床营养体系。一方面培养具有临床营养专业素养及技能的高等应用型人才，提高医学生及医务人员营养支持疗法意识；另一方面为临床营养专业人才搭建工作舞台，确保职业发展。

（二）注册营养师的培养

2017 年，中国营养学会在借鉴国外营养师行业管理经验的基础上，依据中共中央办公厅、国务院办公厅印发的《中国科协所属学会有序承接政府转移职能扩大试点工作实施方案》及《中国科学技术协会章程》《中国营养学会章程》等有关文件，设立注册营养师水平评价制度，面向会员和全社会提供营养及营养相关专业从业人员能力水平评价服务。其目标是围绕推进科技人才评价专业化、社会化的总体要求，利用学会专业属性和技术优势，更好地服务人才队伍建设，优化国家健康服务和保障体系。

注册营养师是指具有营养学和膳食营养学专业知识和技能的从业人员，通过中国营养学会组织的注册营养师水平评价考试并完成备案注册。注册营养师能运用营养科学知识，独立从事健康或疾病状态下的个人或团体膳食管理、营养支持、治疗、营养咨询和指导工作。按照中国营养学会制定的《注册营养师水平评价制度暂行规定》，参加注册营养师水平评价考试需要具有营养及相关专业本科学历，完成要求课程学习并获得学分及完成 1 年在注册营养师实践教学基地的实习，才能参加考试；注册营养技师则要求具有营养及相关专业专科学历。中国营养学会在进行注册营养师认证和管理工作时，一共开设 10 门专业课程，与国际上的注册营养师标准接轨，但目前还没有高校能够满足这 10 门课程的教学需求。例如，在我国大学教育方面，关于膳食营养管理、营养咨询等理论和技能课程难以满足此项专业需求。目前，获得注册营养师证书的有 50% 是硕士及以上学历，50% 是本科学历，在这些持证人员中，有 49% 在医院工作，担任临床营养师。此外，还要发展和壮大营养师的职业技能。营养师与医生的区别在于，营养师专注于非药物治疗和保健领域。营养师的工作涉及膳食设计、营养干预、人体营养状况评价等多个方面，他们要熟悉营养素补充剂、保健食品、婴幼儿配方食品的功能与使用规范。因此，政府和相关部门需在政策、岗位设置和配套措施等方面加大支持力度，建立一套成熟、规范、专业的营养师职业体系，开设医院营养科、社区卫生服务中心、妇幼保健机构、幼托机构、养老院等机构的营养师岗位，为大众获得高质量营养服务提供支持。

基层或三四线城市缺乏充足的注册营养师服务，可以通过营养指导员在社区进行膳食营养宣传教育，帮助居民建立合理的膳食习惯，助力慢性病防控。营养指导员的主要工作是指导居民合理饮食，面向大众人群开展营养咨询、推动营养教育及健康促进等相关工作，教育居民了解膳食和营养知识，为特殊群体如学生、老年人配制适合他们身体需要的特殊膳食等。目前，中国营养学会已经开展了多期营养指导员及师资培训班，以期通过一系列培训打造一支富有营养实践能力的营养指导员队伍。此外，中国营养学会和中国健康促进基金会联合发起"营养健康管理人才能力提升项目"，旨在建立一支营养健康管理人才专业队伍，助力提高和改善我国国民身体素质。中国营养学会正在开展职业技能等级试点工作，今后将着力进行营养师、营养配餐员、健康管理师等人才建设，为全民健康保障提供坚实的基础。与此同时，中国营养学会技能认证中心将深入开展营养师等各级各类营养和健康从业者职业发展研究，建立健全"全行业"营养和健康培训课程体系，规范培训和评价标准，并对相关政策的执行和落实进行管理与指导。最后，要加强国际交流，使营养师职业标准体系向世界最先进的标准看齐，甚至引领国际标准，共同促进人类营养事业的高质量发展。

（三）临床营养师的培养

目前，我国临床营养方面的人才培养仍有不足，临床营养专业仍处于空白阶段。现在的医学高等教育各有一套课程体系，与营养学几乎没有交叉，因此医学界对营养在疾病的病理生理发展过程中的作用知之甚少，导致整个学科的建设及人才队伍的培养出现断层。营养师是一个应用型、技能型较强的职业，是专业的卫生人员。营养人才的培养和医生、护士、药师一样，一定要依托高校教育，通过系统的学历教育、课程学习及实践学习的要求，确保培养出来的营养师能真正发挥作用。早在 1985 年，卫生部高教司与教育部协调修订了医学专业目录，在临床医学（二级专业）下设立医学营养（三级专业）。此后，国内部分医学院校开始招收该专业学生，学制 5 年，培养目标为临床营养医师。1995 年，随着医学专业目录的再次调整，取消了三级专业，医学营养专业不再单独招生，由临床医学专业学生后期根据志愿选择临床营养方向。目前，与营养相关的医学专业为营养与食品卫生学，它属于公共卫生与预防医学一级学科下的二级学科，是研究食物、营养与人体健康关系的一门学科，具有很强的科学性、社会性和应用性，在增进我国国民体质、预防疾病、保护和提高健康水平等方面起着重要作用。同时，北京大学、复旦大学、上海交通大学、四川大学、中山大学等 51 所大学均开设有此专业，学制 5 年，授予医学学士学位。绝大多数培养的学生在医疗机构、科研机构、疾控系统、企事业等单位从事营养相关工作。

第五节　临床营养学科建设

随着人们健康意识的增强和医疗模式的转变，临床营养学科在主动健康服务体系中扮演着越来越重要的角色。临床营养学科不仅关注疾病状态下的营养支持和治疗，更强调通过科学的营养干预来预防疾病、促进健康及提高生活质量。它与主动健康服务体系相结合，形成了一个全面的健康管理网络。在这一网络中，临床营养学科提供了专业的营养评估、个性化的营养计划及饮食指导，帮助人们了解营养与健康之间的联系。

此外，临床营养学科还与公共卫生政策、健康促进活动紧密相连，通过科学研究和实证数据支持，为政策制定者提供决策依据，推动健康饮食的社会化普及。这种跨学科的合作模式，不仅提升了个体的健康水平，也为构建一个更加健康的社会环境做出了贡献。在大健康时代，我们要结合主动健康的特点和要求，不断建设和完善临床营养学科体系，将临床营养从过去单纯地治疗疾病向防治并重的方向转变；要把临床营养从单打独斗向多学科联合作战的方向转变，树立"大临床营养科"理念，推进临床营养学科参与的多学科联合会诊模式，将触角延伸到所有临床相关科室；要从以单纯营养支持治疗为主的模式向以关爱患者、提高患者营养享受度的方向转变，提高患者进食质量，充分尊重患者饮食文化和饮食习惯。此外，要充分利用可穿戴设备、大数据等现代化手段，让营养干预手段、监测手段，以及科学宣教做到与时俱进，让临床营养医师走进社区、走进千家万户，大幅提升临床营养的整体管理水平，促进主动健康营养管理的可持续发展。

总之，临床营养学科是主动健康服务体系中不可或缺的一部分，它通过科学的方法和实践，促进人们从被动接受治疗向主动维护健康的转变，为实现全面健康的目标提供坚实的支持。

一、临床营养学科发展历程

临床营养学科是医学与营养学交叉创新融合的新学科。随着研究的深入，临床营养学科不断拓展其内涵和更新其定位。我国临床营养学科经过半个世纪的探索和实践，已逐渐形成以医疗膳食管理、疾病营养、饮食治疗、营养筛查与评价、营养诊断与治疗、肠外与肠内营养等为主要内容的学科体系。随着建设"健康中国"战略的全面实施，临床营养学科已进入快速发展的新时期。现阶段，开展我国临床营养学科发展脉络的研究，有利于更好地推动理论研究和实践探索工作。

（一）临床营养学的定义

临床营养是根据人体处于疾病状态下的营养需求与供给特点，结合疾病诊疗需要，合理地制订或调整营养治疗方案，实施营养治疗，以改善机体代谢、增强抵抗力，达到促使疾病好转或痊愈的目的。临床营养学就是研究运用营养学知识来治疗疾病、提高机体免疫力、促进康复的科学，是现代医学和营养学的重要组成部分。

（二）临床营养学科的发展脉络

临床营养也称治疗营养，源于中医食疗法，早在 2000 多年前《黄帝内经·素问》就有"医食同源"的记载。1930 年，北京协和医院率先设立了营养部，开创了我国临床营养专业的先河。1981 年 5 月，全国营养学会成立大会上首次引入"临床营养"这一学术概念，全国各地开始从学科发展战略的高度关注临床营养问题，人们开始重视医学与营养、营养与治疗的学科交叉问题。1985 年 9 月，卫生部和营养学会第一次联合召开全国临床营养工作座谈会，同年颁发了《卫生部关于加强临床营养工作的意见》，指出临床营养学应成为一门独立学科，在医院工作中归属于医技科室，并明确了学科发展规划、人才培养、教学和科研方向，为我国临床营养学科的起步和建设奠定了基础。1989 年，卫生部出台的《医院分级管理办法》进一步细化了营养科室设置和编制等方面内容，营养科室工作从"以膳食管理为主要内容"向"以营养治疗为主要内容"的全面转变。但是，我国医疗机构的临床营养学科建设发展不平衡。在许多省份，特别是经济欠发达的地区，仍有较多二级医院未设立营养科室，一些三级医院虽然设立营养科室，却仅停留在传统的饮食指导工作上，没有开展规范的、全面的营养治疗。此外，一些医院把营养科室和营养食堂一起划归后勤系统，并将营养科室推向边缘化、社会化。

为解决这些限制临床营养科发展的难题，2009 年，卫生部下发了《卫生部医政司关于开展临床营养科设置试点工作的通知》和《临床营养科建设与管理指南（试行）》，确立临床营养科室应在医疗管理部门领导下开展工作，并规定了专业执业条件、诊治范围和质量管理与评估等内容，使临床营养学科的工作更加规范化和专业化，促进了临床营养学科从后勤管理向医疗临床科室转型。为更好地推动临床营养学科建设，2011 年，卫生部颁布《三级综合医院评审标准（2011 年版）》，完善了营养诊疗型特质学科建设的硬性指标，建立了一系列相关制度，营养诊疗相关的收费项目也纳入了《全国医疗服务价格项目规范（2012 年版）》，全国各地医院临床营养学科规范化对标建设工作全面铺开。2016 年 10 月，国家出台了《"健康中国 2030" 规划纲要》，营养与健康问题成为全民健康的重要课题，临床营养学科进入深化发展时期。2020 年 12 月，国家卫生健康委颁布了《三级医院评审标准（2020 年版）》，我国医疗机构评审体系已逐渐完善，评审工作进入常态化，对临床营养诊疗体系建设与发展提出了更高的要求。

但由于地区经济发展不平衡，全国各地对临床营养规范化建设力度和理解仍然存在一定的差距，需进一步推动深化改革和发展，并结合主动健康医学模式的特征，探索一条将临床营养与主动健康模式相结合的道路，构建一套主动健康的临床营养建设体系，对提升全民健康素养、践行"健康中国"战略至关重要。

二、主动健康临床营养学科建设

（一）临床营养发展存在的问题

随着"健康中国"战略建设的不断深化，我国临床营养学科的实践面临更深层次的要求。目前，我国临床营养科的发展仍存在以下问题：一是学科专业影响力仍然较弱。临床营养领域和营养科建设发展处于快速提升阶段，营养医师队伍迅速扩大，但在结构质量和过程质量方面存在的相关问题亟待解决。绝大多数医院营养科专业人员构成参差不齐，包括临床医学、公共卫生、中医、护理等专业人员，构成复杂，缺乏营养专业人才，使营养科的建设与发展受到一定程度的制约。二是管理体制问题。定位模糊、管理体制不统一、隶属不清是阻碍医院营养科建设与发展的主要因素。目前，部分医院仍将营养科定位为后勤科室，对营养科建设经验不足，对运行质量不够重视，加上监管不到位，导致营养科建设出现了组织架构混乱、建设认知偏差的问题。这一系列问题导致营养科职能不够清晰、管理服务不到位、缺乏完善的患者运营服务体系，不能在实质上为临床提供支持，从而加重了营养科建设与经营的困难程度。同时，有的医院将食堂外包给社会企业后，无法真正有效开展食疗，导致营养科在医院中被边缘化，甚至名存实亡。三是地区发展不平衡。一些二级医院尚未设立真正的营养科。总体上说，东部地区好于西部地区，城市好于乡镇。四是发展供需不平衡。目前，我国居民面临营养不足与过剩并存、营养相关疾病多发、营养健康生活方式尚未普及等问题，严重影响国民的健康。临床上多数住院患者存在营养不良等问题，在肿瘤、卧床患者中发生率更高。通过营养评估改善患者营养不良现状，降低与营养不良相关并发症的发生率，是促进患者恢复、改善预后的重要措施。因此，对营养师的数量需求日益增加，但目前营养专业人员的数量远不能满足需求，存在突出的供需不平衡状态。五是重视程度低。由于医院及临床对营养科的普及、运营推广和支持力度小，营养科在开展营养宣教和营养干预的过程中，得不到患者和家属的信任，患者治疗依从性和配合度较低。六是营养诊疗不规范。我国临床营养支持现状是应用不足与应用过度并存，仍然有相当多的医疗管理部门、临床医务人员对临床营养支持的重要性认识不足。医学营养教育没有得到医学院校应有的重视。营养支持的实施受医生知识水平及主观意识影响较大，没有更好地体现患者的实际需要。营养支持对象的选择、营养支持处方的开具、营养液的配制、营养支持的实施、营养支持的监测、营养支持疗效的评价等一系列行为都有待进一步规范。

（二）主动健康临床营养学科建设的创新性

在主动健康的背景下，临床营养建设体系应更好地体现以人民健康为中心的思想，贯彻落实新时期卫生与健康工作方针，更加注重以人为中心、以基层为重点、预防为主、中西医并重等理念的落实，加快服务模式从以治病为中心向以健康为中心的转变，加快形成人民共建共享的大卫生、大健康格局。临床营养服务模式的创新包括以下四个方面。

（1）个性化营养方案：根据患者的具体情况，如疾病类型、治疗阶段、身体状况等，制订个性化营养方案。

（2）整合式营养路径：在临床路径中整合营养管理，确保营养干预与治疗计划的同步进行。

（3）远程营养咨询：利用信息技术，提供远程营养咨询服务，拓展服务覆盖面，便于患者获取专业营养支持。

（4）营养支持团队：建立专业的营养支持团队，提供系统化的营养管理和治疗。

三、主动健康临床营养学科建设的核心内容

临床营养在疾病防治的过程中发挥着越来越重要的作用，其规范化、标准化发展也越来越受重视，临床工作对营养治疗的需求也在不断增长。随着人们对营养素的研究逐步深入，对全生命周期人群以及各种疾病人群的个体化营养需求量的描述更细致，精准营养治疗也得以提出，并逐步发展。营养治疗可将疾病预防、治疗、康复三者有机统一，是提高床位周转率、提高疾病治愈率、降低医药占比及医疗支出的有效途径。此外，营养治疗也正成为救治临床危重症患者的基础手段之一。

为指导和规范医疗机构临床营养科建设与管理，提高临床营养诊疗能力和服务水平，2022 年 3 月，国家卫生健康委发布《临床营养科建设与管理指南（试行）》，该文件集中体现了将临床营养服务能力纳入临床营养质控管理和等级医院评审考核指标，加强监督管理及政策的落实。《临床营养科建设与管理指南（试行）》的发布，使临床营养科的建设将更加科学化、规范化，进一步提高临床营养服务能力，从而推动营养主动健康服务体系的发展和完善，满足人群更高层次的营养健康需求。构建一个主动健康的临床营养建设体系，意味着不仅要在传统的营养支持基础上做文章，更要利用前沿科技和创新管理理念，实现个体化、智能化的营养管理。构建主动健康的临床营养建设体系需要医疗卫生服务提供者、营养专家、患者及其家庭，以及相关的健康科技工具共同参与，形成一个多方协同、高效运作的服务网络。其核心内容包括以下六个方面。

1. 加强主动健康临床营养信息化建设

临床营养信息化建设应基于 2022 年《临床营养科建设与管理指南（试行）》的要求建立医院营养诊疗管理平台，以临床营养科诊疗工作流程标准为核心设计临床营养诊疗全流程管理系统。临床营养智能信息化建设可实现全院患者的营养风险筛查、评估、诊断、处方、营养素能量需求分析、个性化营养治疗方案，具有膳食管理、随访管理、营养电子病历、收费管理、数据统计及分析、库存管理等全面的营养治疗应用功能。多端口营养科信息化协同管理流程，实现高效规范的营养诊疗流程，与医院 HIS 电子病历数据互联互通，建立全院多科室高效协作模式，使临床营养诊疗从被动式、孤岛式转变为主动式、协作式。同时，可联动医院－社区－家庭形成院内院外分级诊疗、无缝衔接、双向流通，构建医院、医生、平台和患者之间的纽带，为临床营养科项目开展提供智能化医学诊断、治疗、院外随访、患者教育及陪伴的全病程一站式管理平台。临床营养信息化建设可将营养科复杂烦琐的工作转化为简单的应用程序，使营养干预能够在营养科的专业监督和指导下规范普及，发挥出营养科的专业优势，保证临床营养服务质量及安全规范，实现临床营养服务智能化、精准化、规范化、院内院外服务连续化、人工和智能服务一体化，有利于营养专业化管理，提高诊疗效率和效益，促进医院智慧服务，提高医院影响力。

2. 建立标准化主动健康营养诊疗规范

随着现代医学的快速发展，临床营养已从单一疾病支持治疗，逐步发展为涵盖预防、筛查、诊断、治疗、康复及人文关怀在内的全方位和多系统的整合营养学模式，其重要性与日俱增。建立标准化营养诊疗规范体系，其重点在于：以建立全院营养风险筛查为基本工作流程，带动临床营养专业人员整体把握和科学管理营养治疗过程，促进患者更好地达到康复和营养目标；联合临床各科室，建立营养治疗示范病房，通过标准化的人员配备、业务培训、技术开展、质量控制、硬件建设及工作制度等，建设完善的临床营养规范化管理体系，对防治营养不良、推动营养治疗的合理应用、维护患者医疗安全、提高患者生活质量、节约医疗费用等具有重要意义。同时，该体系扩大临床营养服务半径，与医共体、医联体模式合作，建立院内与院外连续营养支持治疗模式，实施全过程、全生命周期营养照护。

3. 建立主动健康临床营养学科人才培养模式

设立医学院校本科教育，增设临床营养专业（授予医学学士学位），有条件的学校可设立临床营养硕士点、博士点，培养高水平的临床营养人才，建立全国临床营养住院医师规范化培养和临床营养专科医师培养体制。鼓励相关或相近专业人员转岗从事临床营养工作，并给予一定的待遇和职业发展空间。此外，还应完善临床营养人员职称认证体系。

4. 建立主动健康多学科联合诊疗模式

建立包含营养科在内的多学科联合诊疗体系，有利于提供精准的营养评估和全程营养管理。多学科团队成员应包括营养（医）师、临床医师与护士，各专业明确分工，促进成员间协作，共同制订与实施营养支持方案。营养（医）师负责营养评估，并提出营养支持方案；临床医师与护士负责观察并反馈患者营养状况、执行营养支持方案，督导患者落实营养支持方案。多学科团队以循证医学证据为基础，多学科协作、团队合作，以患者为中心，对临床路径和流程、诊疗模式持续优化，从而减少患者疼痛等不适、降低并发症发生率、缩短住院时间、降低医疗资源消耗，并达到促进患者康复的目的。

5. 建立临床营养质控体系

建立全国临床营养质控体系，并设立区域临床营养质控中心。质控中心在国家卫生健康委的领导下，协助开展全市临床营养质量管理和控制工作。其具体工作如下：制定临床营养专业的质量控制标准和技术操作规范；制定临床营养专业人员岗位标准、培训规范和考核体系；拟定临床营养专业管理人员培训计划，指导各级医疗机构开展临床营养工作；组织开展各级医疗机构的临床营养质量评价；建立临床营养专业和质量管理的信息资料联网数据库，对现状进行分析、研究，并向市卫生健康委报告，提出质量改进意见和建议，为卫生行政部门制定政策提供依据；组织开展临床营养专业人员的培训、学术活动和信息交流，推广临床营养的新理论、新工具和新方法，提高临床营养专业人员的素质；积极响应建立分级诊疗等医疗改革政策，通过医联体、远程医学、技术帮扶等途径，全面推进医养结合工作，带动区域内临床营养治疗水平的整体提升。

6. 推动临床营养学科科研发展

推动临床营养作为独立学科在科技部、教育部立项，设立专项基金；加强国内外交流，将临床营养纳入疾病诊断相关分组体系并进行卫生经济学研究；发展多组学科学技术（如营养基因组学、营养遗传学、蛋白质组学及代谢组学）在临床营养中的应用，可使人们更好地了解个体对食物、营养素摄入的反应，发现营养摄入后机体产生反应的生物标志物，从而为实施精准营养治疗保驾护航。

主动健康的临床营养建设体系是一个以患者为中心，融合多学科专业知识和高科技工具的综合服务网络。构建主动健康的临床营养建设体系是一个系统工程，需要多方面共同参与。通过多学科合作、关键技术的应用与整合，以及实施策略的科学制定和未来发展方向的预判，我们可以有效提高临床营养服务的质量和效率，从而优化患者健康管理。主动健康的临床营养建设体系是确保患者获得优质营养服务、提高治疗效果、促进健康恢复的重要保障。随着科技的发展和个性化医疗的兴起，未来的临床营养建设体系将更加智能化、个性化，并将成为现代医疗体系中不可或缺的一部分。

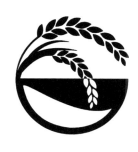

第三章

营养主动健康的膳食营养干预策略

主动健康的核心理念紧密围绕《"健康中国 2030"规划纲要》的战略导向，旨在实现从以治病为中心向以人民健康为中心转变的目标。这一理念倡导通过非药物手段，对人体施加可控的刺激、激发并提高人体自我修复与自组织能力，实现低成本可持续的健康保障新路径，构建人类健康医学新范式。健康以营养为先，健康饮食和饮食干预是实现主动健康的重要途径，通过引导合理膳食，塑造自律自主的健康行为。近年来，我国居民膳食质量明显提高，国民营养经济有所提高，体格发育明显改善，人均预期寿命不断增长。但随着经济发展，不健康的饮食生活方式广泛流行，营养相关慢性病呈现上升趋势，我国面临营养不足与营养过剩的双重负担，这一负担严重威胁人民群众的生命健康。膳食干预策略作为改善人群营养状况、预防疾病的有效手段，受到了医学专家和公共卫生工作者的广泛关注，其是营养主动健康服务体系的重要组成部分。在全球范围内，不同文化背景和生活方式的人群面临着各种膳食相关的健康挑战。因此，制定科学、合理、可执行的膳食干预策略，对于提高公众的健康水平，实现全民健康目标具有不可替代的作用。

第一节　营养教育

一、营养教育的定义及目的

（一）定义

营养教育是一种有计划地通过改变人群营养认知及行为模式而进一步改善营养状况的活动，具有容易实施、费效比高、受益面广等特点，是实现有效的营养干预的基本前提，对改善居民营养状况、提高整体健康水平有重要意义。

（二）目的

营养教育的核心目标是提高各类人群的膳食与健康知识水平，并倡导基于现代营养学的健康行为和生活方式，科学开发天然食物资源，消除或减少损害身心健康的营养因素，改善营养相关的健康状况，降低营养相关疾病负担，提高整体健康水平和生活质量。营养教育的内涵不仅是传播营养与健康的相关知识，还应提供改变个体、群体和社会认知，以及膳食行为所必需的理论知识、操作技能和公共产品。

二、营养教育的主要内容

（一）营养基础知识

营养基础知识包括以下内容：①营养、营养素、营养价值与健康的相关知识；②不同食物的化学成分、物理特性和营养价值；③不同的加工、烹饪、储存和运输方式对食物营养成分的影响。从科学循证角度强调合理膳食与平衡膳食的概念和基本要求，用以指导如何做到均衡营养，减少营养相关性疾病的危害。

（二）合理膳食搭配

合理膳食是维持和促进健康的基本保障之一。合理膳食对不同人群均具有重要意义，不同人群膳食搭配具有显著的差异。合理膳食既要促进健康，又要提供高效工作和学习的基本保障。对特定人群，合理膳食搭配是膳食干预的基础。

（三）中国居民平衡膳食宝塔

《中国居民膳食指南（2022）》将平衡膳食、合理膳食以"中国居民平衡膳食宝塔"的形式展示（图3-1）。

膳食宝塔介绍了我国健康成年人推荐每天的不同食物摄入量的合理范围。需要注意的是，这里是以每日总热量摄入量在 1600 ～ 2400 kcal 的一般人群作为参考。如果目标人群每日推荐的总热量摄入量不在此范围内，则推荐摄入量也应该根据推荐的总热量摄入量进行相应的调整。膳食宝塔还提供了每日活动量、饮水量的推荐用量，在合理膳食的基础上增加不同强度的身体活动并保证每日足量饮水。我们推荐一般人群根据膳食宝塔设定个性化的营养素摄入量。

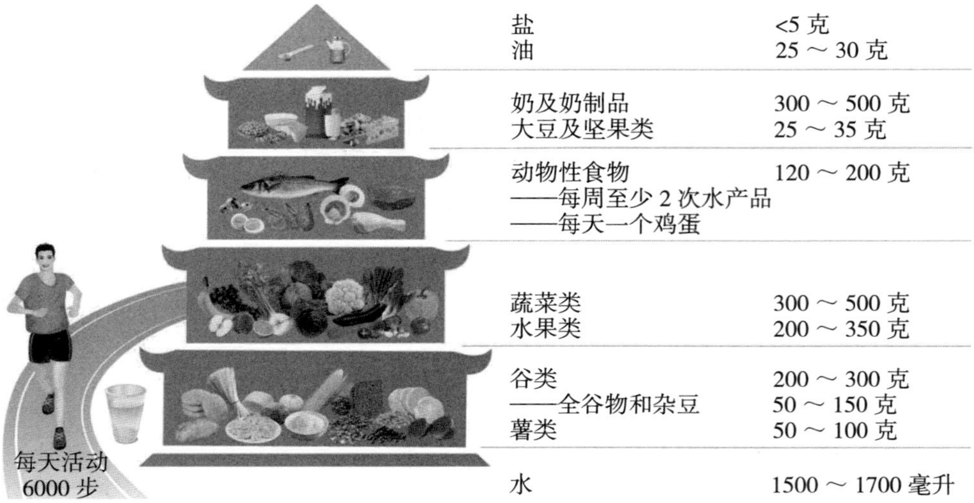

盐	<5 克	
油	25～30 克	
奶及奶制品	300～500 克	
大豆及坚果类	25～35 克	
动物性食物	120～200 克	
——每周至少 2 次水产品		
——每天一个鸡蛋		
蔬菜类	300～500 克	
水果类	200～350 克	
谷类	200～300 克	
——全谷物和杂豆	50～150 克	
薯类	50～100 克	
水	1500～1700 毫升	

每天活动
6000 步

图 3-1　中国居民平衡膳食宝塔（2022）

（四）食品营养标签

食品营养标签对引导消费者选择营养健康食品、保持膳食平衡和促进身体健康起到关键作用。通过营养教育增强受教育者对食品营养标签的理解和重视是开展膳食干预的基本保障之一。食品营养标签所标示的内容主要包括食品营养成分、营养成分功能和营养成分占比。食品营养成分所展示的内容包括单位质量 / 体积食品［如每 100 g、每 100 mL 和（或）每份单独包装］所含能量、脂肪、蛋白质、碳水化合物、钠等，并同时标注每种营养成分占营养素参考值的比例。部分食品的食品营养标签上还展示单位质量 / 体积食品所含的饱和或不饱和脂肪（酸）、胆固醇、游离糖、维生素和微量元素等。

（五）科学烹饪方法

虽然烹制食材有助于人体消化和吸收，但是也可能影响食物中维生素和矿物质的含量，导致主要的营养成分减少，甚至可能产生化学致癌物。在营养教育中，应注意强调根据食材及其主要营养素的特性选择恰当的方式进行烹饪。科学烹调的原则是指食品加工中应尽可能降低与食物相关的有害因子水平，即把食品安全放在首位，兼顾食品的营养价值、色香味等。科学烹调还包括烹调方法的合理选择，因为烹调加工处理对食物营养有直接影响。在常用的烹饪方式中，清蒸被认为是最佳烹饪方法之一，它能最大程度地保留食物中的营养素，包括对热敏感和水溶性的营养素。日常使用的水煮（包括慢炖和煮沸等）烹饪方式则可能导致食物中的水溶性维生素大量分解或流失，但对于烹饪水产品而言，水煮可保留更多的omega-3脂肪酸。煎、炸和爆炒与油的摄入相关，虽然能够提高部分脂溶性维生素的摄入和一些植物化合物的保留，但是过高的温度会使食物中大量的营养素如维生素C、维生素 B_1、维生素 B_2、叶酸等热分解，同时容易产生多种成分复杂的有害物质，故不提倡经常使用这种烹饪方式。

科学烹饪应遵循"厨房三减"原则。

1. 减油

各种植物和动物来源的油脂可以为人体提供必需脂肪酸和维生素E，有助于脂溶性维生素的吸收和利用，然而，油脂摄入过多也会损害人体健康。研究表明，心脏代谢性疾病、糖尿病、消化道癌症等均与油脂过量摄入有关。因此，建议我国健康成年居民每日油摄入量低于25 g，其中反式脂肪酸摄入量低于2 g。此外，食物在煎、炸的过程中会产生大量的丙烯酰胺和苯并芘等致癌物。建议日常多用清蒸、水煮、炖、凉拌等方式烹调食品，使用安全涂层的不粘锅、空气炸锅、烤箱、电饼铛等烹调工具，使用带刻度的油壶，不用部分氢化植物油、起酥油、奶精、植脂末、人造奶油等作为调味品或食品添加剂，均有助于减少油的摄入量。

2. 减盐

在中国人群中，盐敏感体质的比例较高，盐摄入过量会显著增加高血压、心脑血管疾病、消化道肿瘤和过敏性疾病等多种疾病的发病风险。因此，基于健康方面的考虑，控制盐的摄入量显得尤为重要，钠盐的每日摄入量应低于5 g。同样的，烹饪时还要注意"隐性盐"的存在，如酱油、蚝油、鸡精、味精和料酒中也含有盐。

3. 减糖

我国部分地区的传统菜品在烹饪过程中加入大量糖，如糖醋鱼、红烧排骨、拔丝地瓜或拔丝芋头等，也应尽量避免食用。家庭烹饪时应避免过多使用各种游离糖，如炒菜时应摒弃用糖提鲜的理念，熬粥、自制豆浆或其他饮品时应注意有意识地少加甚至不加糖。烹饪时巧用水果或有循证证据的甜味剂，减少烹饪时游离糖的添加。同样的，家庭烹饪中应特别注意"隐形糖"的存在，如各种含大量游离糖的酱料。

（六）食品安全

摄入足量的安全且营养丰富的食物是维持生命和促进健康的基本条件。据世界卫生组织估计，每年全世界有6亿人因食用受污染的食品而患病，主要集中在人口密集、经济发展和卫生条件落后的地区。不安全的食品给全球造成巨大的公共卫生威胁，危及我们每个人，特别是婴幼儿、孕妇、老年人，以及患有慢性病的人群对不安全食品的抵抗力尤其脆弱。因此，营养教育应强调以下六点，使受教育者能获得识别常见食品安全状况的能力。

（1）清洁与卫生。取用或加工食物前、中、后要仔细洗手；及时清洗并定期消毒食品加工和食用场所的所有设备；同时应避免携带多种病原微生物的昆虫、啮齿类动物及其他动物接触食物。

（2）生熟食分开。生的肉类、禽蛋和水产品可能含有致病性微生物，在加工、储存和运输时应注意避免污染其他直接食用的食物。

（3）充分煮熟。合适的烹饪方法可杀死几乎所有的常见病原微生物。研究表明，食物加热到70℃并维持一段时间即可安全食用，但需要注意的是，某些特定食物如肉馅、烤肉、大块且厚的肉片应延长加热时间以确保安全。

（4）保存食物的条件。一般情况下，当在室内储存食物时，大部分的微生物可迅速繁殖；当把储存温度保持在低于5℃或高于60℃时，微生物的生长速度明显减慢或完全停止；但少部分致病性的微生物在低于5℃时仍能迅速生长，此类食物的保存应使用特殊方法，如更低的温度、灭菌封装或添加少量防腐剂等。

（5）使用安全的水和原材料。破损和发霉的食物中可能会形成成分复杂的有毒化学物质，应注意甄别此类食材并采取有效的措施（如清洗、去皮等）以减少危害。

（6）妥善处理农药残留。蔬菜和瓜果等食物的生产、储存和运输过程常伴随农药和化肥等的残留，这些化学物质和癌症关系密切，应采取可靠的措施降低农药残留的危害（如浸泡水洗法、碱水浸泡法、去皮法等），不同的食物应采用相应的方式对农药化肥残留进行消除后再食用。

三、营养教育的方法

营养是人类发展的基础和前提，教育是根本和条件。营养与教育紧密衔接，相互促进和完善，共同决定了人类发展的素质和条件，以及全面发展的水平。营养教育不应是传统公共卫生概念上的健康宣教，而是采用教育学的方法和手段来传授人类营养学的知识与方法，其实质是促进人类健康与发展。营养教育是增加膳食多样性和营养素摄入的关键性干预措施，有助于改变人们的饮食习惯。因此，我国的基础教育应该积极探索"营养＋教育"的教学培养新模式，这是完善教育体制、促进基础教育创新发展、促进学生健康成长和全面发展的战略举措。

1. 大众传播

营养教育的大众传播是指通过召开营养学术会议、举办营养知识研讨会等方式，利用传统和现代传播平台，采用通俗易懂的标语、宣传画、展示板、板报、专题栏等形式，结合现场膳食调查、营养状态监测工作，通过人际传播的方法传播营养与健康相关知识、营养治疗措施和营养改善政策。

2. 人际指导

人际指导是指营养教育者和受教育者面对面地开展营养知识交流，可获得双向信息的即时反馈，较大众传播更容易达到改变受教育者营养行为的目的。常见的医院或社区特殊人群营养指导（如婴幼儿喂养指导、糖尿病饮食指导等）已显示出较好的作用。

大众传播和人际指导是最重要的营养教育方式。其中，大众传播的优势是传播面广，传播速度较快；但缺点在于信息的即时反馈少，且针对性较弱。而人际指导的信息反馈性和针对性更强；但缺点在于覆盖面窄。两种方法具有高度的互补性，将两种方式有机结合，可以取得较好的营养教育效果。

四、营养教育传播中的交流方式与技巧

人们面临的营养失衡问题要从个人努力和社会化服务两方面解决。科学的营养学并没有一味地采取"加强、减少、补充和多多益善"的做法，食品也没有绝对的营养"好坏之分"。良好营养的关键在于科学、合理、均衡、适宜。合理膳食是健康的基础，不良饮食行为和不健康生活方式危害居民健康。人们需要知晓正规的营养健康信息来源，比如学校的营养教育课程、活动，专业人员营养咨

询、政府部门、专业机构、大学、社会团体、国际组织等发布的信息。积极学习营养健康知识，深入了解基于现有环境认知，态度和实践的食物体系及可持续食物系统，能够帮助家庭更好地利用营养知识来提高生产效率，从而增加收入。主动并积极地了解不同年龄段的认知发展特点，逐步了解食物营养的基本知识，了解食物营养与生长发育、健康的关系，逐步认识食物与环境的相互影响，认识不合理膳食对健康的影响，以及饮食行为转变的好处，树立为自己健康和行为负责的信念。个人不仅需要提高营养意识和丰富营养知识，更需要了解相关行动、措施和技巧。知－信－行理论模式（"知－信－行"通常被简化为 K-A-P，是 Knowledge 知识、Attitude 态度、Practice 习惯的缩写）是营养教育中改变人类健康相关行为的模式之一。该模式认为健康相关行为的转变过程实质上是指发生在知识、态度、行为之间的转变，营养教育可以影响到这个过程的全部环节。可通过制作"不良饮食行为及其危害对照表"，了解并学会评价个人膳食和生活方式，了解并实践"多吃"的食物和控制"少吃"的食物，合理运动和保持健康体重，逐步达到要求。

（一）交流方式

在营养教育传播中，如何有效地进行营养信息交流显得至关重要。交流有来源、信息、渠道、接受者及效果五要素，功能包括信息、教育、动员、娱乐、社交、辩论与讨论、文化促进与一体化等。

交流模式有单向交流、双向交流、大众交流、参与式交流四种。单向交流是指从来源经加工信息、渠道、解码到接受者的交流方式。双向交流是在单向交流的基础上增加了信息的反馈。大众交流则是通过报纸、广播、电视、电脑等途径进行的交流，其特点是多向性。参与式交流是指所有的参与者都有同等的机会表达各自的意见、感受及经验，自觉运用参与式交流有利于 K-A-P 的改变，促进效果与效率的统一，符合低成本、高效益及可持续发展的需求。营养教育方式与信息交流模式的对应关系见表 3-1。

表 3-1　营养教育方式与信息交流模式的对应关系

营养教育活动	信息交流模式
专题研讨会	单向交流、双向交流、参与式交流

续表

营养教育活动	信息交流模式
普及培训班	参与式交流、双向交流
传媒参与	大众传播交流、参与式交流
大型宣传活动	参与式交流、大众传播交流、双向交流
健康教育课	单向交流、双向交流、参与式交流
自编宣教材料	参与式交流

（二）交流技巧

营养信息交流过程中有技巧可言，包括提问技巧、反馈技巧、非语言交流、宣传技巧。

1. 提问技巧

提问技巧包括六种常用类型。①封闭型问题适用于在已经集中限定的范围内，希望迅速得到需要证实的确切答复的场合，要求对方做出简短而准确的、肯定或否定的答复，包括判断题（比如婴儿过早添加辅食不好，这种说法对不对）、选择题（包括单选题与多选题，比如您是否近期体重明显下降）、简单结果题（比如您是怎么安排昨晚饮食的）。②开放型问题是指给对方有思考和判断的余地，有助于坦率地表达个人意见和做出解释，适用于交流活动能够继续下去，并希望获得更多信息反馈答案的场合（比如您对社区开展营养健康宣传活动有什么建议）。③倾向型（诱导性、暗示性）问题是指提问者把重要人物、团体或自己的观点强加在问话里，有暗示或诱导对方按"有希望的倾向"做出答案的问题（比如您接受营养师给您的建议吗）。④试探型问题是指估测到某种结果的问题（比如您是想了解孩子的营养问题吗）。⑤索究型问题是指针对已经获得的开放型、封闭型问题的回答，进一步用"为什么……"来向回答者追索究竟和原因的问题（比如您为什么不喜欢这个饮食控制计划）。⑥复合型问题是指一个问题中包括了两个或两个以上的问题，使得对方不知如何回答，常容易顾此失彼，难免遗漏（比如您知道为什么小儿会出现腹泻和需要口服补液盐吗）。

2. 反馈技巧

反馈具有重要的交流作用，是传播要素之一。及时取得反馈，使营养教育者得以了解教育对象的 K-A-P 状况及对营养教育的教学计划、内容、形式、方法的意见和建议等，以便对教学进行针对性的调整。

反馈种类分为真实性反馈、模糊性反馈和虚伪性反馈。①真实性反馈包括积极性反馈（肯定性反馈），即做出赞同、喜欢、理解、支持的反应；消极性反馈（否定性反馈），即做出不赞同、不喜欢、不理解、不支持的反应。②模糊性反馈是指没有明确立场、态度和情感色彩的反应（比如支支吾吾、含含糊糊、模棱两可、似是而非的言语表态）。③虚伪性反馈是指表里不一、指东说西的反馈。

应用时会根据不同的时间、地点、人物和背景等特定因素及其交流内容，灵活地采用适当的反馈形式，如对对方所传递的信息表示兴趣时，用专注神情或微笑、点头等积极性反馈来鼓励对方充分交流；用积极性反馈支持、肯定对方的正确意见、观点时要态度鲜明、观点明确；用消极性反馈否定、反对和纠正对方的不正确的意见和观点时应先肯定其所说内容中值得肯定的部分，再态度和善、语气婉转、善意真诚地提出建议；用模糊性反馈回避对方所涉及的敏感问题。

3. 非语言交流

非语言交流是指除了语言，还可以通过视、听、触等感官，借助于手势、姿势、音容笑貌等非语言符号实现信息的传播与分享。非语言交流技巧是人类社会交往中不可缺少的重要手段。非语言交流可以加强和扩大，也可否定语言符号传递的信息，主要分为五种：动态体语（包括手势、面部表情、眼神与注视方向、触摸等，如"会心一笑"）、静态体语（包括姿势、人际距离、仪表形象等）、情感类语言（包括惊讶声、惊喜声、感叹声、呻吟声等）、时间语言（比如提前到达、准时赴约，表示重视；老师无故迟到、早退，就会影响学员对该老师的信任及学习的效果）、空间语言（包括交流环境、相对位置和距离等）。

4. 宣传技巧

常见的宣传技巧有八种。①美化法（颂扬法）是指把某一种观点或事物与一个褒义词联结在一起，利用渗透作用的手法，以使人们接受、赞许该事物或观点（比如母乳，爱的甘泉）。②丑化法是指把某一种观点或事物与一个贬义词联结在一起，贴上坏标签，利用渗透作用的手法，使人们对该事物或观点持反感并加以谴责（如腹泻与急性呼吸系统感染，婴幼儿的头号杀手）。③号召法，如"行动起来，让健康的生活方式从我做起！"④假借法是指以某种受人尊敬的权威公认性和信誉加之于某一事物之上，通过联想造成信赖与好感，使其更易于被人接受（如某教授告诫"天然食物，均衡饮食"）。⑤加以倾向性法，比如"盐多必失"。

⑥现身说法，比如一位长寿老人（或糖尿病、肥胖患者）谈自己的饮食习惯。
⑦隐喻法，比如运用典故"拔苗助长""亡羊补牢"等。⑧反向刺激法。

第二节　膳食干预策略

一、一般人群的膳食干预

众多科学证据和实践证明，优化膳食模式与结构、平衡膳食、规律运动和足量饮水能有效增强个人体质，降低慢性病的发生风险，达到促进健康和提高生活质量的目的。根据《中国居民膳食指南（2022）》要求，我国一般人群的平衡膳食建议如下。

1. 日常膳食应尽可能丰富食物种类，合理搭配

每日的膳食应包括谷类、薯类、瓜果蔬菜类、畜禽鱼肉类、蛋奶类、豆类等食物。建议平均每日摄入的食物种类超过 12 种，每周超过 25 种。谷类为主的膳食模式是平衡膳食的主要特征，推荐一般人群每日谷类食物摄入量为 250～300 g，其中全谷物和粗粮、杂粮、豆类摄入量为 50～150 g，薯类摄入量为 50～100 g。

2. 多吃瓜果蔬菜、奶类、全谷物、豆类及其制品

蔬菜和水果为人体提供大量的维生素、微量元素、矿物质和膳食纤维，应强调餐餐有蔬菜，推荐每日人均摄入量至少 300 g，且深色蔬菜应占总蔬菜摄入量的 50% 以上。提倡天天吃水果，推荐每日摄入新鲜水果 200～350 g，需要注意的是，果汁不能代替鲜果，尤其是果汁型加工饮品。奶类、豆类及其制品富含矿物质元素、优质蛋白质和 B 族维生素等重要营养素，常摄入可有效降低心脑血管疾病、癌症、糖尿病等慢性病的发病风险。推荐一般人群每日奶类及奶制品摄入量相当于液态奶 300 mL 以上，豆类及豆制品每日摄入量相当于大豆 25 g 以上。坚果是平衡膳食的有益补充，推荐每日摄入适量坚果。

3. 适量吃鱼、禽、蛋、瘦肉

鱼、禽、蛋、瘦肉类可提供丰富的优质蛋白质和 A 族维生素及 B 族维生素，蛋类还含有较丰富的磷脂和胆固醇等维持生命所必需的营养素。鱼类含有

较多的不饱和脂肪酸和 omega-3 脂肪酸，推荐每周摄入量为 300 ～ 500 g；各类禽蛋类的营养成分齐全，且与人体成分相似，可高效提供人体所需的各种营养素，推荐每周摄入量为 300 ～ 350 g；肉类食物应优选鱼肉和禽类肉等"白肉"，相对于畜类"红肉"，"白肉"脂肪含量相对较低，畜禽肉推荐每周摄入量为 300 ～ 500 g，少吃或不吃深加工的肉制品、肥肉、烟熏或腌制肉制品。整体而言，推荐健康成年人每日鱼、禽、蛋和瘦肉的摄入量为 120 ～ 200 g。

4. 少盐少油，控糖限酒

我国大部分城乡居民盐、油和糖的摄入量显著超标，这一现象增加了肥胖、心脑血管疾病及癌症等慢性病的发病率和死亡率。因此，倡议培养并长期保持清淡饮食的习惯，推荐健康成人每日钠盐摄入量不超过 5 g，每日油脂摄入量不超过 30 g，每日游离糖摄入量不超过 50 g（最好控制在 25 g 以下）。同时，强调吃动平衡，健康体重；规律进餐，足量饮水；会烹会选，会看标签等。

二、特殊人群的膳食干预

特殊人群包括孕妇、哺乳期妇女、婴幼儿、学龄前儿童、学龄儿童、老年人。特殊人群的生理特点与营养需要显著异于一般人群，针对特殊人群的膳食干预应从以下理念出发。

1. 备孕、妊娠、哺乳期女性的膳食干预策略

妊娠期与哺乳期女性生理特点发生明显变化，包括内分泌改变、血容量与血流动力学改变、肾功能改变与消化系统改变等。同时，她们的营养需求增加，科学的膳食干预有助于改善母婴结局。育龄期女性从备孕开始，应在一般人群膳食指导基础上注意以下内容：①控制体重在合理水平；②选择富含铁元素、碘元素的食物，建议烹饪中使用碘盐，备孕前 3 个月开始持续性补充叶酸；③避免接触烟酒，改变不健康的生活方式。

（1）孕妇膳食指南：补充叶酸，常吃富含铁质的食物，选择加碘盐。对于呕吐严重者，应少食多餐，以保证摄入必要的碳水化合物。在妊娠中期和妊娠晚期，应增加牛奶、鱼、家禽、禽蛋和瘦肉的摄入量。保持适度的体育锻炼，以避免妊娠期体重增长过快、过多。戒烟戒酒，快乐孕育新生命，积极为母乳喂养做好充分准备。孕中期、孕晚期一日食材搭配参考见表 3-2、表 3-3。

表3-2　孕中期一日食材搭配举例（1800 kcal）

分餐	食材搭配
早餐	菠菜面 90 g，鸡蛋 50 g，娃娃菜 50 g，低脂奶 250 mL，油 5 g，盐 1 g
中餐	杂粮饭（大米 40 g，红米 40g），粉丝炒猪肉（干粉丝 30 g，瘦猪肉 40 g，虾仁 50 g，洋葱 30 g，胡萝卜 30 g，油 5 g，酱油 3 g，盐 1 g），手撕鸡（去皮鸡腿肉 75 g，香菜 30 g，柠檬 10 g，香油 4 g，酱油 3 g，盐 1 g），素炒油麦菜（油麦菜 150 g，油 3 g，盐 1 g），香蕉 100 g
晚餐	杂粮饭（大米 50 g，小米 20 g），番茄肉末豆腐（豆腐 100 g，猪肉 50 g，番茄 50 g，油 3 g，盐 1 g），清炒生菜（生菜 100 g，油 3 g，盐 1 g），水果捞（草莓 50 g，酸奶 100 g）

表3-3　孕晚期一日食材搭配举例（2100 kcal）

分餐	食材搭配
早餐	蛋炒饭（大米 80 g，胡萝卜 30 g，鸡蛋 50 g，瘦猪肉末 50 g，鲜豌豆 30 g，葱花 10 g，油 5 g，酱油 2 g，盐 1 g），低脂奶 300 mL
中餐	杂粮饭（大米 60 g，燕麦 30 g），莴笋鸡丝（莴笋 100 g，去皮鸡腿肉 75 g，油 3 g，盐 1 g），花生莲藕排骨汤（莲藕 150 g，排骨 140 g，盐 1 g），清炒红薯叶（红薯叶 150 g，油 3 g，盐 1 g），梨 120 g
晚餐	西蓝花牛肉意面（意面 100 g，西蓝花 100 g，黄牛肉 70 g，鲜玉米粒 50 g，黑胡椒粉 8 g，番茄酱 30 g，油 8 g，盐 1 g），豆浆（黄豆 10 g）

（2）哺乳期妇女膳食指南：增加富含优质蛋白质、维生素 A 的食品和海产品的摄入量，并选择加碘盐。产后饮食要多样化，但不能过量，要注意整个哺乳期的营养；避免烟酒，避免浓茶和咖啡的摄入。月子餐一日食材搭配参考见表 3-4。

表3-4　月子餐一日食材搭配举例（2100 kcal）

分餐	食材搭配
早餐	大枣枸杞子小米粥（大枣 10 g，枸杞子 10，小米 30 g，大米 30 g），牛奶鸡蛋羹（鸡蛋 60 g，纯牛奶 150 mL），肉包 90 g
中餐	杂粮饭（大米 60 g，红米 20 g），腐竹木耳炒肉（干腐竹 10 g，瘦猪肉 50 g，干木耳 10 g，油 3 g，盐 1 g），猪肚汤（猪肚 50 g，鸡肉 65 g，姜 10 g，枸杞子 5 g），清炒西蓝花（西蓝花 100 g，油 3 g，盐 1 g），牛奶木瓜羹（牛奶 200 mL，木瓜 80 g，大枣 5 g，枸杞子 5 g，冰糖 8 g），樱桃 50 g
晚餐	紫薯米饭（紫薯 20 g，大米 40 g），白灼虾（鲜虾 120 g），山药玉米排骨汤（山药 30 g，玉米 45 g，排骨 100 g，盐 1 g），清炒上海青（上海青 100 g，油 5 g，盐 1 g），红糖醪糟小汤圆（醪糟 25 g，小汤圆 50 g，红糖 5 g，枸杞子 5 g）

2. 新生儿与婴幼儿的膳食干预策略

新生儿出生后应尽快开奶，并坚持新生儿的第一餐是母乳。婴儿出生后 6 个月内，应坚持纯母乳喂养。推荐适应性喂养，建立婴儿良好的生活规律。出生后几天可以开始补充不含钙的维生素 D。仅建议当无法进行纯母乳喂养时，将婴儿配方奶粉作为一个可替代的选择，此时应监测婴儿体格生长发育指标，确保其健康成长。6 个月时开始添加辅食，从富含铁的糊状食物开始，逐步添加，以达到食物的多样化的目的。促进适应性喂养并鼓励进食，但不强迫进食。辅食不建议添加调味料，尽量减少糖和盐的摄入。注意食品卫生和食品安全。

3. 各年龄段儿童的膳食干预策略

儿童生长发育需要足够量且比例恰当的营养素摄入。同时，饮食习惯在儿童时期形成，成年后巩固，它们还可能影响未来慢性病的发展。因此，WHO 建议在儿童时期培养健康的饮食习惯，有助于促进生长发育及降低成年后患慢性病的风险。学龄前儿童应开始了解食物，学习烹饪知识并提高他们在营养方面的科学素养。三餐合理，规律饮食，养成健康的膳食习惯。选择营养健康的零食，多喝水，少喝或不喝含游离糖的饮品。不偏食，不暴饮暴食，保持适度的体重增长。保证每日至少活动 60 分钟，增加户外活动时间。各年龄段儿童一日食材搭配参考见表 3-5 至表 3-10。

表 3-5　学龄前 2 岁一日食材搭配举例（1000 kcal）

分餐	食材搭配
早餐	山药小米粥（大米 20 g，小米 10 g，山药 30 g），蒸鸡蛋羹（鸡蛋 30 g，酱油 2 g），配方奶 200 mL，草莓 30 g
中餐	虾肉馄饨（馄饨皮 50 g，虾仁 50 g，瘦猪肉末 20 g，油 5 g，盐 1 g），清炒菠菜（菠菜 100 g，油 2 g，盐 1 g），香蕉奶昔（香蕉 80 g，纯牛奶 100 mL）
晚餐	青菜肉丝烩面片（面条 50 g，生菜 50 g，瘦猪肉 30 g，盐 1 g，油 5 g），配方奶 100 mL

表 3-6　学龄前 3 岁一日食材搭配举例（1100 kcal）

分餐	食材搭配
早餐	玉米蛋炒饭（大米 40 g，鸡蛋 40 g，玉米粒 20 g，盐 0.5 g，酱油 3 g，油 5 g），清炒西蓝花（西蓝花 50 g，油 2 g），豆浆（黄豆 10 g）

续表

分餐	食材搭配
中餐	米饭（大米 40 g），清蒸鳊鱼（鳊鱼 65 g，姜 10 g，料酒 5 g，蒸鱼豉油 5 g，油 3 g），素炒菜心（菜心 100 g，油 3 g，盐 1 g），梨 100 g，纯牛奶 200 mL
晚餐	鸡肉青菜粥（大米 45 g，鸡腿肉 30 g，芥菜 30 g，盐 1 g，枸杞子 10 g），核桃 20 g

表3-7 学龄前 4～5 岁一日食材搭配举例（1300 kcal）

分餐	食材搭配
早餐	菠菜猪肝瘦肉粉（菠菜 65 g，猪肝 20 g，瘦猪肉 20 g，湿米粉 65 g，油 4 g，盐 0.5 g），蓝莓 100 g，纯牛奶 150 mL
中餐	米饭（大米 65 g），虾饼（虾滑 30 g，干紫菜 3 g），花菜炒里脊（花菜 100 g，猪里脊 25 g，油 6 g，盐 1 g），纯牛奶 200 mL，葡萄干 10 g
晚餐	米饭（大米 60 g），酸甜鸡柳（鸡胸肉 30 g，白砂糖 2 g，白醋 5 g），芹菜核桃炒蛋（芹菜 100 g，鸡蛋 25 g，核桃仁 5 g，油 6 g，盐 1 g）

表3-8 青少年 6～10 岁一日食材搭配举例（1400 kcal）

分餐	食材搭配
早餐	瑶柱山药瘦肉粥（干扇贝 5 g，山药 35 g，大米 50 g，瘦猪肉 15 g，油 3 g，盐 0.6 g），水煮鸡蛋 45 g，水煮花生仁 15 g，猕猴桃 100 g
中餐	杂粮饭（黄小米 18 g，大米 65 g），清蒸海鱼（大黄花鱼 45 g，油 2 g，蒸鱼豉油 3 g），糖醋里脊（猪里脊 20 g，白砂糖 5 g，白醋 8 g，油 3 g），清炒娃娃菜（娃娃菜 120 g，油 3 g，盐 1 g），纯牛奶 150 mL
晚餐	杂粮饭（藜麦 15 g，大米 45 g），牛奶蘑菇汤（牛奶 150 g，鲜白蘑菇 25 g，鸡胸肉 10 g，黄油 2 g），虾饼（虾肉 20 g，湿裙带菜 10 g，盐 0.5 g），清炒油麦菜（油麦菜 120 g，油 4 g，盐 1 g）

表3-9 青少年 11～13 岁一日食材搭配举例（1800 kcal）

分餐	食材搭配
早餐	玉米肉包（小麦面粉 60 g，干酵母 1 g，瘦猪肉末 25 g，玉米粒 50 g，油 3 g，盐 0.6 g），纯牛奶 150 mL，葡萄 100 g
中餐	杂粮饭（黄小米 30 g，大米 85 g），蛏子蒸蛋（蛏子肉 10 g，鸡蛋 45 g，油 2 g，豉油 2 g），甜椒炒牛肉（甜椒 75 g，牛肉 30 g，油 4 g，盐 0.9 g），清炒小白菜（小白菜 150 g，油 3 g，盐 0.5 g），纯牛奶 150 mL

续表

分餐	食材搭配
晚餐	杂粮饭（藜麦 15 g，大米 70 g），洋葱炒鸡肉（洋葱 75 g，鸡胸肉 30 g，油 4 g，盐 0.6 g），豆腐碎肉（日本豆腐 45 g，瘦猪肉末 20 g，油 3 g，盐 0.6 g），清炒油麦菜（油麦菜 150 g，油 3 g，盐 0.6 g）

表 3-10　青少年 14 ～ 17 岁一日食材搭配举例（2000 kcal）

分餐	食材搭配
早餐	芝士焗红薯（红薯 100 g，芝士碎 20 g），芝麻糊（黑芝麻 20 g，糯米 50 g，白砂糖 7 g），水煮鸡蛋 50 g，苹果 100 g
中餐	杂粮饭（黄小米 25 g，大米 90 g），白灼虾（鲜虾 60 g），香干肉丝（豆腐干 20 g，瘦猪肉 20 g，油 4 g，盐 1 g），清炒大白菜（大白菜 200 g，油 4 g，盐 1.2 g），纯牛奶 300 mL
晚餐	杂粮饭（藜麦 15 g，大米 80 g），番茄肥牛卷（番茄 75 g，肥牛卷 30 g，金针菇 15 g，油 3 g，盐 0.6 g），平菇炒肉片（平菇 85 g，瘦猪肉 40 g，油 3 g，盐 0.6 g），清炒油麦菜（油麦菜 200 g，油 3 g，盐 1 g）

4. 老年人群的膳食干预策略

当人们从儿童、青少年、成年期迈入老年期时，人体细胞、组织和器官水平都会发生许多变化，这些变化对老年人的健康和生活方式产生负面影响。在老年期，人们食物摄入的生理性下降非常明显，这会导致营养不足。营养状况在老年人群的身体、心理和社交等方面起着至关重要的作用，并与多种慢性病风险增加有关。老年人群宜少食软食，防止营养不良；主动喝足水；积极参加各类户外活动，延迟肌肉衰减；保持适当的体重，保障充足的食物摄入；在用餐时鼓励家人陪伴。老年人群一日食材搭配参考见表 3-11。

表 3-11　老年人群一日食材搭配举例（1500 kcal）

分餐	食材搭配
早餐	瘦肉粉（湿切粉 100 g，瘦猪肉 75 g，鸡蛋 50 g，油麦菜 100 g，油 3 g，酱油 2 g，盐 1 g），人参果 50 g
中餐	米饭（大米 75 g），薯类（红薯 80 g），豆腐番茄鱼汤（鲫鱼 70 g，豆腐 80 g，番茄 50 g，葱花 10 g，油 5 g，盐 1 g），白切鸡（土鸡 80 g），清炒丝瓜（丝瓜 100 g，油 5 g，盐 1 g）
晚餐	杂粮饭（大米 35 g，干玉米粒 20 g），马蹄肉饼（马蹄 50 g，瘦猪肉末 50 g，油 3 g，酱油 2 g，盐 1 g），清炒冬瓜（冬瓜 100 g，油 3 g，盐 1 g），低脂牛奶 200 mL

三、慢性非传染性疾病人群的膳食干预

在世界范围内，慢性病日益影响发达国家和发展中国家人民的健康，成为致死、致残的主要原因。2017 年，我国过早死亡导致人群寿命损失最多的疾病为脑血管疾病（死亡率为 149.4/10 万，占总死亡人数的 20.2%）、缺血性心脏病（死亡率为 123.9/10 万，占总死亡人数的 16.7%）、肺癌（死亡率为 49.0/10 万，占总死亡人数的 6.6%）。2005—2017 年，高血压心脏病是我国居民死亡原因增长幅度最为显著的一项，增长幅度达到 94.5%。

饮食不合理是我国心血管疾病发病率和死亡率持续升高的危险因素之一。

（1）高血压患者的膳食干预策略。

保持健康合理的饮食习惯是预防心血管代谢疾病的有效途径。西方国家大多推荐地中海饮食或控制高血压的饮食方法（dietary approaches to stop hypertension，DASH）。地中海饮食的主要特点是摄入更多新鲜蔬菜和水果（尤其是绿色蔬菜）、全谷物和鱼类（尤其是富含 omega-3 脂肪酸的深海鱼类）；少摄入红肉；用低脂或脱脂乳制品代替高脂乳制品；多吃橄榄油、坚果等。DASH 饮食的特点是饱和脂肪酸和胆固醇含量低，同样提倡多吃蔬菜和水果、低脂乳制品、全谷物、家禽、鱼和坚果，少吃含糖饮料和红肉。西方生活方式管理和心血管疾病预防指南建议使用地中海饮食或 DASH 饮食模式，来帮助预防或控制高血压、血脂异常、肥胖和糖尿病等心脏代谢性疾病。高血压人群一日食材搭配参考见表 3-12。

表 3-12　高血压人群一日食材搭配举例（1500 kcal）

分餐	食材搭配
早餐	蛤蜊瘦肉粉（带壳蛤蜊 100 g，瘦猪肉 50 g，鸡蛋 50 g，油麦菜 50 g，湿切粉 120 g，油 3 g，酱油 2 g，盐 0.5 g）
中餐	杂粮饭（大米 50 g，小米 20 g），清蒸鲈鱼（鲈鱼 100 g，姜 5 g，蒜 5 g，葱 5 g，生抽 2 g，料酒 2 g，油 3 g），西芹炒瘦肉（西芹 100 g，瘦猪肉 50 g，油 4 g，盐 1 g），清炒红薯叶（红薯叶 100 g，油 3 g，盐 1 g），梨 120 g
晚餐	杂粮饭（大米 45 g，藜麦 20 g），肉末豆腐（豆腐 100 g，瘦猪肉末 30 g，油 4 g，盐 1 g），清炒菠菜（菠菜 150 g，油 3 g，盐 1 g）

（2）癌症患者的膳食干预策略。

营养治疗在恶性肿瘤患者的临床管理中越来越受到重视。根据一项调查研

究数据，中国 22 个主要省市 80 家三甲医院共 47488 例 16 种常见恶性肿瘤住院患者中，仅 19.6% 的患者未合并营养不良；68.89% 的营养不良癌症患者未得到任何营养治疗。一项针对晚期非小细胞肺癌患者的研究显示，体重减轻越多、BMI 越低，癌症患者的生存时间就越短。营养筛查与评价、营养教育和膳食干预应贯穿癌症患者临床管理的全过程。每日充足的能量摄入是癌症患者饮食干预的基本条件，其中卧床患者推荐每日摄入 20 ～ 25 kcal/kg 体重，自由活动的患者 25 ～ 30 kcal/kg 体重。碳水化合物供能比例为 50% ～ 65%，对于胰岛素抵抗的体重减轻的患者，应降低碳水化合物供能的比例，在选择主食时应考虑血糖指数和血糖负荷指数。每日蛋白质摄入量应超过 1 g/kg 体重，建议达到 1.5 ～ 2.0 g/kg 体重。脂肪供能的比例为 20% ～ 30%，对于胰岛素抵抗且体重减轻的患者，建议增加脂肪供能的比例。当积极的饮食干预仍不能维持体重时，应考虑在营养专家的指导下进行营养治疗。肿瘤人群一日食材搭配参考见表 3-13。

表 3-13　肿瘤人群一日食材搭配举例（1500 kcal）

分餐	食材搭配
早餐	猪肝瘦肉粥（大米 70 g，猪肉 30 g，猪肝 50 g，枸杞子 10 g，菠菜 50 g，姜 5 g，盐 1 g）
中餐	米饭（大米 50 g），胡萝卜炖牛肉（胡萝卜 100 g，瘦牛肉 50 g，盐 1 g，油 5 g，酱油 3 g），鸭血粉丝汤（鸭血 100 g，干粉丝 20 g，葱花 10 g，盐 1 g，油 3 g），清炒上海青（上海青 100 g，盐 1 g，油 3 g），猕猴桃 60 g
晚餐	杂粮饭（大米 50 g，黑米 20 g），苦瓜炒肉（苦瓜 100 g，瘦猪肉 50 g，油 4 g，盐 1 g），番茄焖鱼（番茄 100 g，草鱼 60 g，油 3 g，盐 1 g）

（3）慢性阻塞性肺疾病患者的膳食干预策略。

慢性阻塞性肺疾病（chronic obstructive pulmonary disease, COPD）简称慢阻肺，是以持续呼吸道症状和气流受限为特征的一类疾病，好发于中老年人，包括慢性支气管炎、肺气肿，以及外周气道阻塞等疾病。COPD 患者因长期的呼吸困难、反复发生的肺部感染和营养不良等问题严重影响其生命质量，甚至危及生命。营养不良是 COPD 患者常见并发症，低 BMI 特别是低体脂率的 COPD 患者更容易出现不良结局。慢性阻塞性肺疾病全球创议报告推荐对 COPD 患者进行营养支持治疗，能有效促进体重增长、呼吸肌力量提升及生活质量的改善。

COPD 患者往往合并蛋白质 - 能量营养不良，需给予患者充足的能量以减少其他组织的分解代谢，降低其他营养素的需求量。COPD 患者存在通气功能障碍，CO_2 不能有效排出，为减轻患者的呼吸负荷，降低呼吸熵，缓解高碳酸血症，应采用高脂肪低碳水化合物饮食。稳定期脂肪供能比为 20% ～ 30%，应激状态下可增至 40% ～ 50%，增加其中不饱和脂肪酸的比例，对支气管及呼吸性细支气管平滑肌的收缩功能有利。肺部疾病患者对蛋白质的需求量与其他疾病无明显差别，供能比为 15% ～ 20%。蛋白质的氧热价最低，过量摄入蛋白质，会加重低氧血症和高碳酸血症。中等应激状态下，蛋白质的需要量为 1.0 ～ 1.5 g/(kg·d)；高度应激状态下，蛋白质的需要量为 1.6 ～ 2.0 g/(kg·d)。COPD 人群一日食材搭配参考见表 3-14。

表 3-14　COPD 人群一日食材搭配举例（1500 kcal）

分餐	食材搭配
早餐	排骨面（猪小排 100 g，小白菜 100 g，面条 75 g，油 5 g，盐 1 g，酱油 3 g）
中餐	米饭（大米 60 g），萝卜羊肉汤（白萝卜 100 g，羊肉 80 g，大葱 5 g，盐 1 g，油 5 g），莴笋炒肉（莴笋 100 g，瘦猪肉 50 g，盐 1 g，油 3 g），银耳雪梨水（干银耳 10 g，雪梨 50 g，枸杞子 10 g）
晚餐	米饭（大米 60 g），豆芽炒肉（豆芽 100 g，瘦猪肉 75 g，油 3 g，盐 1 g），清炒空心菜（空心菜 100 g，油 4 g，盐 1 g）

（4）糖尿病患者的膳食干预策略。

确诊糖尿病后，糖尿病患者就要做好长期血糖控制的准备。科学饮食是各类糖尿病治疗的基础，也是糖尿病自然病程中的各个阶段防治不可缺少的措施。糖尿病患者应遵循均衡膳食原则，在控制总能量的前提下调整膳食结构，在满足各种营养素需求的前提下，达到稳定血糖、降低血糖波动、预防糖尿病并发症的目的。糖尿病患者应根据个体情况制定主食的总比例和总量。全谷物和杂豆应占主食总摄入量的 1/3。一项观察性研究表明，在日常饮食中搭配 50 g 糙米可以显著降低患糖尿病的风险。提倡选择低升糖指数的主食，它们在胃肠道中停留时间长，糖分释放缓慢。葡萄糖进入血液后，峰值低，下降速度慢，可以减少餐后血糖的波动，有助于控制血糖。每日摄入蔬菜 500 g 左右，其中深色蔬菜占 1/2 以上。两餐之间选择适量的水果，宜选择升糖指数低、品种多、颜色多的水果。经常吃鱼、禽、蛋和畜肉，减少肥肉的摄入，限制熏、烤、腌等加工肉类的摄入，每日摄入不超过 1 个鸡蛋。推荐每日饮用 300 mL 液态奶或同等量的奶制品，零食和正餐选择适量的坚果。糖尿病人群一日食材搭配参考见表 3-15。

表 3-15　糖尿病人群一日食材搭配举例（1500 kcal）

分餐	食材搭配
早餐	燕麦粥（燕麦 60 g，瘦猪肉末 25 g，青菜 50 g，盐 0.5 g），水煮鸡蛋 50 g
加餐	纯牛奶 250 mL
中餐	杂粮饭（大米 60 g，黑米 25 g），芹菜炒牛肉（芹菜 100 g，瘦牛肉 80 g，油 5 g，料酒 2 g，盐 1 g，玉米淀粉 2 g），清炒空心菜（空心菜 150 g，油 3 g，盐 1 g）
加餐	苹果 150 g
晚餐	杂粮饭（大米 40 g，红米 20 g），葱花豆腐（豆腐 100 g，小葱 20 g，油 3 g，酱油 3 g，盐 0.5 g），青椒肉丝（青椒 150 g，瘦猪肉 50 g，油 3 g，盐 1 g）

（5）慢性肾脏病患者的膳食干预策略。

营养支持治疗是肾脏疾病一体化治疗的重要组成部分。慢性肾脏病（chronic kidney disease，CKD）营养治疗的主要目的在于保持机体良好的营养状态，减少含氮废物的堆积和代谢紊乱，阻止或延缓肾功能恶化进程。由于 CKD 在病程各期症状不同，营养治疗应密切结合病情变化，调整饮食配方，以利于病情稳定和促进康复。随着 GFR 下降，肾功能的丢失，蛋白质的代谢产物在体内蓄积。高蛋白饮食易导致残余肾功能丧失、高磷血症、代谢性酸中毒，而低蛋白饮食可以减轻氮质血症、改善代谢紊乱、降低肾小球的高滤过，可延缓慢性肾脏病的进展。CKD4 ～ CKD5 期往往还存在多种代谢异常，必需氨基酸/非必需氨基酸比例下降，主要特征为支链氨基酸不足。CKD 患者由于多种原因食欲减退，蛋白尿又加剧了机体蛋白质的丢失，代谢性酸中毒、内分泌紊乱等使机体蛋白质合成减少，分解增加，因此不合理的低蛋白饮食也可能带来营养不良，以及死亡率的增加。

CKD 患者应适当限制蛋白质摄入，日常饮食需配合肾小球滤过率给予适量的蛋白质，保证充足能量摄入，以防止营养不良发生。根据代谢异常，尽可能选择多样化、营养合理的食物。定时定量进餐，早、中、晚三餐的能量分别占总能量的 20%～30%、30%～35%、30%～35%，均匀分配三餐食物中的蛋白质。为保证摄取能量充足，可在三餐间增加点心，可占总能量的 5%～10%，并根据患者的生活方式、CKD 分期及营养状况、经济条件等进行个体化膳食安排和相应的营养教育。慢性肾脏病人群一日食材搭配参考见表 3-16、表 3-17。

表 3-16　慢性肾脏病人群（未透析）一日食材搭配举例（1500 kcal）

分餐	食材搭配
早餐	鸡蛋冲藕粉（桂花藕粉 30 g，鸡蛋 45 g），水晶饺（面 35 g，瘦猪肉末 18 g，胡萝卜 30 g，西葫芦 40 g，盐 0.2 g，油 7 g），樱桃 100 g
中餐	马蹄糕（马蹄粉 60 g，马蹄粒 40 g，牛奶 200 mL，黄冰糖 15 g），西蓝花炒虾仁（虾仁 20 g，西蓝花 50 g，盐 0.3 g，油 2 g），茄子肉末（茄子 50 g，瘦猪肉末 10 g，盐 0.3 g，油 3 g），清炒大白菜（大白菜 100 g，盐 0.3 g，油 3 g）
晚餐	煎饼（面 75 g），苦瓜炒鸡胸肉（苦瓜 50 g，鸡胸肉 25 g，盐 0.2 g，油 4 g），清蒸鱼块（草鱼 25 g，盐 0.2 g，油 3 g），清炒芥蓝（芥蓝 100 g，盐 0.2 g，油 4 g）

表 3-17　慢性肾脏病人群（已透析）一日食材搭配举例（1500 kcal）

分餐	食材搭配
早餐	奶香鸡蛋肉饼（鸡蛋 35 g，玉米淀粉 60 g，瘦猪肉末 25 g，胡萝卜 50 g，纯牛奶 100 mL，盐 0.5 g，油 4 g），樱桃 100 g
中餐	白米饭（大米 90 g），蚂蚁上树［红薯细粉（泡发）50 g，瘦猪肉末 40 g，盐 0.3 g，油 6 g］，黄瓜炒虾（黄瓜 65 g，虾仁 50 g，盐 0.2 g，油 3 g），清炒上海青（上海青 100 g，盐 0.2 g，油 4 g）
晚餐	山药饭（山药 30 g，大米 65 g），番茄炒牛肉（番茄 65 g，牛肉 28 g，盐 0.2 g，油 4 g），秋葵炒鸡胸肉（秋葵 65 g，鸡胸肉 30 g，盐 0.2 g，油 4 g），清炒生菜（生菜 100 g，盐 0.2 g，油 4 g）

（6）痛风患者的膳食干预策略。

痛风是嘌呤代谢紊乱和（或）尿酸排泄减少，血尿酸增高引起组织损伤的一种代谢性疾病。高尿酸血症和痛风患者常伴有肥胖和高脂血症。食物中的嘌呤多与蛋白质共存，高蛋白饮食不但会使嘌呤摄入量增多，而且可促进内源性嘌呤的合成和核酸的分解。痛风患者膳食应限制外源性嘌呤的摄入，减少尿酸的来源，并增加尿酸的排泄，以降低血清尿酸水平，从而减少急性发作的频率和程度，防止并发症发生。

患者多伴有超重或肥胖，应控制能量摄入，使体重尽量达到或稍低于理想体重，最好能低于理想体重的 10%～15%。能量供给平均为 25～30 kcal/(kg·d)。食物中的核酸多与蛋白质合成核蛋白存在细胞中，适量限制蛋白质供给可控制嘌呤的摄取。其供给量为 0.8 ～ 1.0 g/(kg·d)或 50 ～ 70 g/d，优质蛋白质优先选用不含和（或）少含核蛋白的乳类、干酪、鸡蛋等。适量的肉、鱼、禽类等肉类烹饪前煮沸弃汤可除去部分嘌呤。一般人日常膳食嘌呤摄入量为 600 ～ 1000 mg，在急性期应严格限制嘌呤摄入量少于 150 mg/d，在缓解期，视病情可适量增加嘌呤含量中等的食物，确保正常平衡膳食。无论在急性期还是缓解期，均应避免嘌呤含量高的食物。

现根据嘌呤含量的高低将食物分类，详见表 3-18 至表 3-20。

表 3-18 嘌呤含量高的食物（每 100 g 食物中的嘌呤含量为 150 ～ 1000 mg）

类别	品种
内脏	牛肝、牛肾、猪肝、猪小肠、胰脏、脑
水产类	凤尾鱼、沙丁鱼、白带鱼、白鲳鱼、鲭鱼、鲢鱼、小鱼干、牡蛎、蛤蜊
肉汤	各种肉、禽制的浓汤和清汤

表 3-19 嘌呤含量较高的食物（每 100 g 食物中的嘌呤含量为 50 ～ 150 mg）

类别	品种
肉类	猪肉、牛肉、羊肉、兔肉、火腿、牛舌、鹿肉
禽类	火鸡、鸡、鸭、鹅、鸽、鹌鹑
水产类	鲤鱼、鳕鱼、大比目鱼、鲈鱼、草鱼、鳗鱼、鳝鱼、金枪鱼、小虾、鱼卵、龙虾、乌贼、蟹
干豆类及其制品	扁豆、豌豆、黄豆、黑豆、赤豆、青豆、四季豆、豆腐干、豆腐
谷类	麦麸、米糠、麦胚
蔬菜类	芦笋、菠菜、蘑菇

表 3-20 嘌呤含量较少的食物（每 100 g 食物中的嘌呤含量低于 50 mg）

类别	品种
谷类	大米、玉米、米粉、大麦、小麦、荞麦、富强粉、玉米、面粉、面包、面条、蛋糕、饼干、通心粉、馒头、芋头、白薯
蔬菜类	白菜、卷心菜、芥菜、芹菜、青菜、空心菜、芥蓝、胡萝卜、黄瓜、茄子、莴苣、南瓜、西葫芦、番茄、甘蓝、萝卜、厚皮菜、甘蓝、泡菜、咸菜、洋葱、葱、姜、蒜头
水果类	橙、橘、梨、苹果、桃、西瓜、香蕉、哈密瓜等

续表

类别	品种
干果类	花生、核桃、杏仁、葡萄干、栗子、瓜子
乳类	鲜奶、炼乳、奶酪、酸奶、奶粉、适量奶油、冰激凌
蛋类	鸡蛋、鸭蛋等
其他	海参、海蜇皮、海藻、猪血、猪皮、枸杞子、木耳、大枣、蜂蜜、茶、咖啡、可可、巧克力等，各类油脂，花生酱、果酱、糖及糖果等

痛风人群（缓解期）一日食材搭配参考见表 3-21。

表 3-21　痛风人群（缓解期）一日食材搭配举例（1500 kcal）

分餐	食材搭配
早餐	瘦肉红薯粉（干红薯宽粉 75 g，瘦猪肉 30 g，生菜 50 g，盐 1 g，油 5 g），纯牛奶 250 mL
中餐	米饭（大米 80 g），韭菜炒鸡蛋（韭菜 150 g，鸡蛋 50 g，油 5 g，盐 1 g），萝卜丝炒肉（萝卜丝 150 g，瘦猪肉 30 g，油 5 g，盐 1 g），樱桃 100 g
晚餐	米饭（大米 70 g），白切鸭腿（鸭腿 65 g，酱油 3 g），清炒苋菜（苋菜 150 g，油 3 g，盐 1 g）

第三节　膳食干预管理措施

在主动营养健康的背景下，制定膳食干预管理措施是实现个体和群体健康目标的关键策略。通过国家层面的政策支持、民间社会组织的积极参与和个人层面的自我管理，可以构建一个多层次、全方位的膳食干预管理体系，有助于提高公众的营养健康水平，预防和控制相关疾病，促进全民健康。

一、国家层面的干预措施

国务院印发了《国务院关于实施健康中国行动的意见》《健康中国行动组织实施和考核方案》，国家层面成立了健康中国行动推进委员会并发布了《健康中国行动（2019—2030 年）》，这三个文件组成了今后十年实施"健康中国"战略的"路线图"和"施工图"。《健康中国行动（2019—2030 年）》为"合理膳食行动"落实提供了坚实的保障，具体措施包括推动和实施全民营养周、加强社区健康指导、构建健康城市等多元化健康促进平台，并配套出台了包括慢性病预防和健康管理的行动指南，旨在为科学研究、教学及膳食管理工作提供权威性的文件。

将营养纳入国家发展战略，纳入发展目标的主线，建立国家承诺以及增强营养投资能力体系。这要求对服务运行机制进行精准调节，并强化营养投资的基础数据支撑，以及将明确的营养目标和指标纳入相关设计中。为此，需要进行有关营养措施评估的基础培训，需要有对营养干预措施的经验、效率及公平利益有充分了解的人员，并在国家级政策制定中发挥作用，为有关部门对待营养问题提供一定的参考。另外，在扩大有效干预措施的一些操作上仍然需要进行不断地研究。

二、民间社会组织的作用和多部门协作

民间社会组织通过汇聚广泛的全球知识，为国家层面的讨论注入活力，促进其参与的政策环境，也对政府营养支出进行监测。民间组织的能力是其可持续性的决定因素，特别是资源配置能力，包括筹集资源、组织分析研究和以可靠方式促进营养目标实现等方面的能力。然而，依赖外部资金是民间社会组织面临的重大难题，没有资金他们的活动就无法持续。提升地方多部门间的协调与对策的能力，加大国家和地方的工作力度，有助于培养新一代具有解决多学科问题能力的经验丰富的专业人才。

在农业、营养规划等多部门合作的背景下，一系列政策举措相互交织，共同促进农业发展与营养改善。这些政策包括与土地、灌溉、土壤和水等自然资源相关的政策，与环境和气候变化相关的政策，与劳动力和其他投入相关的政策，以及与市场、基础设施和产品价格相关的政策。这些政策还通过提供市场基础设施（如冷藏设施）来提高附加值，并借助具有共同目标的联合策略，有效推动食物和营养保障相关因素的全面实现。

我国幅员辽阔，各地的饮食习惯及物产不尽相同，采取因地制宜的干预策略，需要全社会的努力和多方参与，包括不同的政府部门、民间团体组织、媒体、卫生保健服务人员、社区等。要让数据与政治相关联，可以在一定程度上激发干预市场行为的政治意愿。地方一级针对具体情况的营养干预措施需要具备基本的分析能力，充分利用本地资源，因地制宜，确定干预措施、评估其潜在效益，以便能有效地实现营养干预。

三、个人和家庭的营养计划和干预措施

获得最佳营养的选择行为与食物、清洁水、卫生设施、健康和医疗保健等方面密切相关。家庭对个人收入、时间和其他关键资源进行配置的方式将决定其营养水平。家庭成员内部进行配置的决策过程，对家庭中的弱势成员（如学龄前儿童、孕妇和乳母及老年人）提供具体的帮助，有助于理解家庭的营养选择行为。基于这些理解，制定相应的营养计划和干预政策来改善关键群体的营养状况，可作为实现全社会最佳营养水平的一个缩影。

此外，非食物要素对人们当前的营养决策甚至未来的健康状况产生积极或消极的影响。家庭对食物和非食物的消费组合偏好，既受经济能力影响，也体现其主观意愿。理解这些偏好，尤其是农村家庭中存在的性别偏见，以及随影响家庭偏好的因素变化而变化的消费行为，可以专门针对女性制订有效的干预计划。因此，确保女性获得生产资源、收入机会、学习机会、推广服务、省时技术等，支持她们在家庭和营养决策中具有发言权，鼓励她们参与营养教育和采用技术增加膳食多样性。

四、数字助推理论对膳食行为的干预措施

随着互联网时代的兴起与持续发展，数字助推出现在大众视野中。数字助推特指在数字化决策情境中，通过使用一系列用户界面设计元素来引导人们的判断和决策，目前被广泛应用于膳食行为的干预，旨在改变个人行为和改变环境。

数字助推可划分为三种类型：认知导向助推、情感导向助推和行为导向助推。认知导向助推通过改变受试者知识水平，再影响其膳食行为，主要形式包括个性化饮食方案（根据用户的年龄、体重、健康状况、兴趣偏好等个体特征来制订）、营养评价描述（结合食物营养标签，对食物的利弊进行简洁评价）、膳食情况反馈（以电子邮件、手机应用或短信通知的形式让用户获得反馈，使其调整膳食选择行为）等。情感导向助推通过调动用户的感性决策系统，影响受试者的感受，不包含知识改变，包括社会饮食干预（通过他人或周边群体的健康行为和决策选择方面的行为使个人膳食行为得以改变，如选择健康食物的种类及分量大小）、膳食环境吸引（利用图像的视觉增强效果来促进健康食品的选择、游戏设计元素包含有健康膳食内容来引发兴趣）、饮食激励警告（运用激励或警告的技

术引导用户完成健康膳食的行为）。行为导向助推通过改变选项的可见性，直接影响受试者行为，而不改变他们的知识水平和感受，主要手段包括默认食物选项（如用户界面上有默认低热量食品）、凸显健康选择（利用首因效应，通过改变商品的位置促进用户做出更健康的选择）、膳食信息提醒（提前给用户发送健康膳食提醒或在用户浏览不健康食品时及时提醒）等。单一助推方式可能带来一些不可避免的弊端，如信息泄露、缺乏自主选择性等，目前混合助推模式可以较好地消除这些弊端。经过一段时间的使用，用户可通过衡量成效的指标来自我评估，包括饮食摄入（重量和种类）、体育活动时间、屏幕使用时间、体重指数、腰围和血压等指标，进一步验证其有效性。

数字助推通过充分利用互联网信息技术的优势，改变并促进用户的健康饮食选择，在膳食行为干预领域内有一定的推广价值，为改善公众营养状况提供了有效途径。

五、营养与食品安全环境干预

食品安全是膳食干预的基础。没有安全的食品，任何营养计划都可能对健康造成危害。有效的膳食干预管理不仅要考虑营养的合理搭配，还需确保食品的安全性。习近平总书记提出："用最严谨的标准、最严格的监管、最严厉的处罚、最严肃的问责，确保广大人民群众'舌尖上的安全'。""吃得安全、吃得健康"是人民群众美好生活的重要内容之一。食品安全关系到每个人的身体健康和生命安全，是全面建成小康社会的基本要求。

（一）法律法规等相应文件的制定

为保证食品安全，保障公众身体健康和生命安全，《食品安全法》于 2009 年 6 月 1 日起正式实施，这对于规范食品生产经营活动、保障食品安全发挥了重要作用。但是近年来，我国食品企业违法生产经营现象依然存在，食品安全事件时有发生，食品安全形势依然严峻。为更好地解决当前食品安全领域存在的突出问题，以法治方式维护食品安全，第十三届全国人民代表大会常务委员会第七次会议修订发布了新的《食品安全法》，并于 2019 年 12 月 1 日起施行。

我国从 2010 年开始组织实施国家食品安全风险监测和风险评估工作。通过连续十多年的监测，初步掌握了我国主要食品污染状况和趋势，也基本掌握了我国不同地区、不同季节主要食源性疾病的发病趋势和发病规律。食品污染和有害因素监测已覆盖 99% 的县区，食源性疾病监测已覆盖 7 万余家各级医疗机构。食品污染物和有害因素监测食品类别涵盖我国居民日常消费的粮油、蔬果、蛋奶、肉禽、水产等全部 32 类食品。

食品安全标准是强制性技术法规，是生产经营者的基本遵循，也是监督执法的重要依据。截至 2024 年，已发布食品安全国家标准 1419 项，包含 2 万余项指标，涵盖了从农田到餐桌、从生产加工到产品全链条，涉及各环节主要的健康危害因素，保障包括儿童和老年人在内的全人群饮食安全。标准体系框架既契合中国居民膳食结构，又符合国际通行做法。近年来，按照"最严谨的标准"要求，国家完善了以风险监测评估为基础的标准研制制度，建立了多部门、多领域合作的标准审查机制，持续制定、修订、完善食品安全标准。目前，我国的食品安全标准体系分为通用标准、产品标准、生产经营规范和检验方法四大类，覆盖"从原料到餐桌"全过程。

保障学生饮食安全是全社会关注的焦点，学校也是容易发生聚集性食源性疾病的场所。国家已将校园食品安全和防范学生食物中毒作为重点工作。一是将学校食品安全和食源性疾病监测作为国家食品安全风险监测的重要内容。动态研判监测发现隐患问题，并及时通报会商教育、市场监管等部门，协同强化风险防控措施。二是协同教育、市场监管等部门抓好《学校食品安全与营养健康管理规定》的落实。围绕采购、贮存、加工、配送、供餐等关键环节，健全学校食品安全风险防控体系；同时，组织疾病预防控制、社区卫生、妇幼保健等专业机构，加强学生营养监测，指导学校和幼儿园等开展食育课堂，提升师生食品安全与营养健康素养。

（二）推进营养膳食行动

我国大力推进《国民营养计划（2017—2030 年）》和健康中国合理膳食行动，加强对一般人群和婴幼儿、孕产妇、老年人等特殊重点人群的科普宣教，广泛开展合理膳食指导服务，组织建设一批营养健康餐厅、食堂、学校等试点示范。通过社会共治共建，保障群众获得营养知识、营养产品和专业服务，提升食品营养场所的可及性和便利性，推动实现"吃得安全"向"吃得健康"转变。一是加强政策标准引导。发布 67 项营养健康标准，组织修订预包装食品营养标签通则，制定发布婴幼儿配方食品系列食品安全标准，引领和促进食品产业营养化转型，让群众看得懂标签，会选食品。二是改善专业服务。建设区域性营养创新平台，结合各地优势和产业格局，支持研发营养健康产品。建设营养健康餐厅、营养健康食堂、营养健康学校和临床营养科室，培育营养专业人才，提供营养专业服务。三是普及营养知识。组织编写国民营养科普丛书，每年举办全民营养周和中国学生营养日主题活动，开展对母婴、儿童、老年人、职业人群、慢性病患者等营养膳食指导，采用多种途径对群众关心、与健康相关的营养问题给予解疑释惑，提升营养健康知识的可及性。

卫生部从 2012 年起启动了贫困地区儿童营养改善项目，为国家集中连片特殊困难地区的 6～24 月龄的婴幼儿每日提供 1 包营养包，这个营养包富含蛋白质、维生素和矿物质作为辅助的营养补充品。同时，开展儿童营养知识的宣传和看护人喂养的指导咨询活动，项目依托妇幼健康系统的县乡村三级网络，开展营养包发放和科普知识宣传教育，有效提高了项目的覆盖率、营养包发放率，喂养知识也得到了广泛的普及。我国从 2011 年启动《农村义务教育学生营养改善计划实施办法》，为贫困农村义务教育学生提供营养膳食补助，从最初的每日每生补助 3 元增至现在的每日每生补助 5 元；开发了学生电子营养师等营养配餐平台，编制了《学生餐营养指南》《中国学龄儿童膳食指南（2022）》等标准指南，并推出系列科普书籍，开展系统培训，逐步提升基层疾控中心、教育部门、学校、供餐人员等营养配餐能力，学生的营养健康知识也有了很大提升。

《中国居民膳食指南（2022）》于 4 月 26 日修订完成并正式发布，增加了高龄老年人膳食指南，提出了食物多样、充足，质地应细软、易消化，多吃鱼禽肉蛋奶，合理选择营养品，经常测体重和进行营养筛查，这些都是针对高龄老年人的生理特点和饮食特点提出的建议。同时，高龄老年人更应该注意食物的搭配，要防止单纯吃素、怕荤导致的蛋白质摄入过少、肌少症等营养不良情况的发生，以应对老龄化的趋势。新版膳食指南中首次定义并推进了东方健康膳食模式，这是以前没有过的。东方健康膳食模式是以东南沿海地区膳食结构为主，结合各地的饮食习惯，提出食物多样、清淡少盐，每日蔬菜、水果、奶豆类和鱼虾水产品等摄入量高，并具有较高的身体活动水平。膳食指南可用于指导每个人的饮食和生活方式，学习和践行膳食指南有助于迈好健康生活的每一步。

第四节　营养治疗

营养不良是住院患者常见的并发症之一。营养不良最直接的表现就是体重减轻。6个月内体重减轻 5% 以上，或 6 个月以上体重减轻 10%，是诊断营养不良的必要条件之一。流行病学资料显示，我国 11 所三甲医院 5303 例住院患者营养不良的发生率为 11.3%～ 30.0%。一项由英国肠外肠内营养学会进行的卫生经济学研究表明，每年疾病相关营养不良的耗费超过 70 亿英镑，约占总医疗费用的 10%。此外，该项研究表明，及时发现营养不良并进行规范化的营养治疗，有助于改善住院患者的预后。

一、营养治疗的过程

营养治疗的过程包括营养风险筛查、识别有营养不良风险的患者、营养状况评估、营养干预和营养疗效评估。

1. 营养风险筛查

欧洲肠内肠外营养学会（European society for clinical nutrition and metabolism，ESPEN）提出，营养风险筛查是一个快速而简单的过程。通过筛查，如果发现患者存在营养风险，就可以制订营养支持计划。ESPEN 在 2002 年提出并推荐使用 NRS 2002 对住院患者进行营养风险筛查。该量表是迄今为止唯一一个基于 128 项随机对照试验的营养筛查工具，可前瞻性、动态地预测营养不良风险，判断患者营养状况的变化，为营养支持决策提供依据。NRS 2002 评分以 3 分作为评分分界点，即 NRS 评分 ≥ 3 分者则认为有营养风险，建议根据患者临床情况给予必要的营养干预；NRS 评分 < 3 分者虽然没有明确的营养不良风险依据，但是建议住院期间至少每周重复进行 1 次营养筛查，然后根据复查结果进行新的营养分析。NRS2002 对被筛查者有很高的要求，作为替代方案，简单营养评估、通用营养不良筛查工具和营养风险指数等操作工具进一步扩大了营养风险筛查的普及范围。

2. 营养状况评估

通过营养风险筛查工具确定存在营养不良风险的患者，需要进一步评估营养状况，包括人体测量学、膳食调查、营养生化测试、营养代谢测试（能量代谢测试、人体成分分析等）和疾病状态评估（包括疾病史、用药史和营养相关的临床症状）。营养状况评估是促进营养治疗、规范营养药物、特殊医学用途配方食品的应用，以及提高临床综合治疗效果的重要措施。

3. 营养干预

临床上对住院营养不良患者采用"五阶梯式"营养干预，分别是饮食指导、口服营养补充、全肠内营养、肠外营养＋肠内营养、全肠外营养。原则上，如果特定营养治疗在 3～5 日内不能满足目标能量需求的 60% 以上，应进行下一阶梯的营养治疗。营养治疗的第一阶梯是由专业营养师或临床医生根据患者的营养风险评估和综合营养状况评估，寻找营养不良的原因，计算患者每日所需要的能量和营养素，根据患者的胃肠道功能制订个性化的营养指导方案，这种方法比较经济实用。通过这种方法，轻度营养不良的患者可以逐渐改善营养状况。对于不能通过正常的膳食来达到计划的营养供给目标的患者，还需要添加一些口服营养补充剂，即在日常膳食的基础上，增加营养液、半固体或粉状制剂营养物的摄入。对于不能进食但胃肠功能良好的患者（如吞咽困难、重度胃轻瘫等），可通过鼻胃管、鼻肠管、胃造瘘管和空肠造瘘管等进食肠内营养制剂，为患者提供充足的营养。如果全肠内营养仍不能满足患者的营养需要，应考虑肠外营养＋肠内营养的方式来改善营养状况，尤其对于部分胃肠功能尚可但食欲缺乏、厌食、消化功能减退的患者、围手术期患者、危重症患者来说至关重要。当患者无法通过肠道吸收营养物质时，应给予全肠外营养以维持基本生存，提高疾病终末期患者的生活质量，延长生存时间。

4. 营养疗效评估

营养疗效评估应该是动态的。积极营养治疗后，应定期重新评估患者的营养风险和营养状况，监测营养相关指标，关注消化道反应，以确定是否继续或调整当前的营养支持策略。重新评估的内容和时间可根据患者病情确定。

二、营养治疗膳食模式

1. 膳食模式

人体需要摄入不同的食物，从食物中获得不同的营养素和营养物质，来满足自身的生长发育和维持健康的需求。虽然大量的研究表明单一的食物或营养物质在人类健康方面发挥重要的作用，但是它不能代表整体饮食对机体的影响。以整体膳食成分组合而不是以单一食物或营养物质的方式对膳食评估的描述称为膳食模式。根据膳食所提供的能量、营养素的数量及其能满足人体健康需要的程度，来衡量该膳食模式是否合理。建议健康的膳食模式为蔬菜、水果、豆制品、鱼类/海产品、全谷物等；中等或低水平红肉类；同时避免摄入过量饱和脂肪、糖和盐（钠）、酒类，并消除反式脂肪等。为从膳食模式干预角度构筑适合我国的慢性病预防体系，建议在我国进一步开展对膳食模式与疾病关系的研究和探讨。我国健康膳食模式仍应坚持以粮谷类食物为主，适量增加全谷物和粗杂粮的比例；保证充足的蔬菜水果摄入量；维持适量的动物性食物的摄入，优化动物性食物结构；增加低脂肉类和海产品的消费比例；增加奶类和大豆类的消费；控制油脂和盐的摄入量。

医院治疗膳食是在基本膳食的基础上，根据患者的不同病情，适当调整总能量和某些营养素，或调整制备方法，以满足治疗需要，从而达到治疗疾病和促进健康的目的。医院治疗膳食一般按照食谱中的营养素组成成分（水、碳水化合物、蛋白质、脂肪、膳食纤维、矿物质、维生素和其他物质）和性状（液体、软质、固体）进行分类。基本原则是以平衡膳食为基础，在允许的范围内，除必须限制的营养素或补充的营养素外，其他营养素均应供给齐全，配比合理，并注意根据病情的变化，及时更改膳食内容。治疗膳食中常见有高蛋白膳食、低蛋白膳食、低盐膳食、无盐膳食、低钠膳食、低脂膳食、低胆固醇膳食、少渣膳食、高纤维膳食、高能量膳食、低能量膳食、低嘌呤膳食、糖尿病膳食，以及忌碘膳食等。

特殊治疗膳食是针对某些特殊疾病，或在疾病的某个阶段采取特殊的膳食治疗方法。常在基本治疗膳食的基础上，通过增加或减少某种或某几种营养物质或食物组分，如增加淀粉、免除麦胶、限制铜元素、限制胺等，以达到延缓病情进展或促进患者康复的目的。特殊治疗膳食中有免麦胶膳食、低铜膳食、免乳糖膳食、肾透析膳食、肝功能衰竭膳食、限酪胺及多巴胺膳食、中链甘油三酯膳食，以及生酮膳食等。

诊断膳食是通过膳食的方法协助临床诊断，即在短期的试验期间，在患者膳食中限制或增添某种营养素，并结合临床检验和检查的结果，以达到明确诊断的目的。

代谢膳食是临床上用于诊断疾病、观察疗效或研究机体代谢反应等情况的一种严格的称重膳食。配制代谢膳食的方法有两种：一种是按食物成分表计算出有关成分，此方法较简便，但不够精确；另一种是食物分析法，即同时配制两份相同的膳食，一份供患者食用，另一份留作成分分析，此方法较复杂，但精确度高，多用于严密的代谢研究。其中，食物分析法涵盖了多种膳食，包括内生肌酐清除率试验膳食、甲状腺摄 I^{131} 试验膳食、葡萄糖耐量试验膳食、纤维肠镜检查膳食、结肠造影膳食、脂肪吸收试验膳食、氮平衡试验膳食、钙和磷代谢试验膳食、钾及钠代谢试验膳食等。

2. 膳食管理

目前，营养治疗膳食管理中存在一些问题，如治疗膳食的种类比较单一，患者可供选择的种类较少，营养师与临床医师的沟通配合不足，住院患者及其家属存在饮食误区，制作治疗膳食的厨师及配餐员缺乏基础的营养知识、服务意识不强等。医院营养治疗膳食质量直接或间接影响医疗服务质量，提高住院患者营养治疗膳食质量应是医院临床医疗质量管理的一部分。为此，营养科需制定适合疾病的治疗膳食常规，包含膳食种类、营养标准、适用对象等内容，根据患者不同年龄、疾病、文化，以及不同病种，设计出多种膳食食谱以供患者选择。在满足患者每日营养素摄入量的前提下，达到营养治疗目的的同时，尽可能保证食物的色、香、味、形，这样不仅能充分调动患者的食欲，还可使营养膳食治疗真正落在实处。营养治疗膳食的实施流程需形成闭环管理，从患者入院开始。主管医师下达饮食医嘱，病室护士执行后填写饮食通知单。营养科收到通知单准备膳食，或营养师会诊后制订营养治疗方案，并设计治疗膳食；同时与主管医师、护士及时沟通联系，观察患者营养膳食的效果并做好营养治疗记录，根据患者病情及时调整膳食，出院前终止治疗膳食，同时做出院后营养膳食指导，定期电话随访。营养师对医护人员、住院患者及其家属进行营养知识宣传，增强医务人员营养治疗意识，加强沟通与协作，定期对住院患者及其家属进行营养宣教与咨询，对厨师及配餐员定期进行相关疾病的营养知识培训，保障治疗膳食质量的同时，为开发新的治疗膳食品种做好前期准备。

随着现代医疗科技的发展，营养膳食治疗模式不断探索和演变，饮食在防病治病中的作用也逐渐被公众认识，人们对治疗膳食也提出了新的应用路径。建立营养治疗膳食规范化管理制度，结合疾病种类特点，制定出一套系统的、科学的住院患者营养治疗膳食管理的内容和方法，同时，加强医院对营养治疗膳食干预意义的认识。营养治疗膳食的推行需要医院治疗膳食管理政策的落实和治疗膳食路径考核制度的实施。梳理营养科、营养餐厅与临床科室之间的操作流程和制度，营养科的规范化管理和治疗膳食的成本核算，是提高营养食堂治疗膳食质量和保障治疗膳食可持续推广的关键环节。营养科对营养食堂进行质量控制和监管，医务科作为医疗质量控制的关键部门，将卫生要求、膳食制作、治疗膳食医嘱等关键考核内容予以量化评分，形成比较全面的治疗膳食考核体系，对治疗膳食路径的执行、优化、考核严格把关。将治疗膳食食谱以营养干预的形式，维护到收费系统，做好治疗膳食的收费系统维护和成本核算，有效地保障治疗膳食的顺利收费和核算，在物价部门和住院患者认可的前提下，提高医院对治疗膳食推行的认可度，增强患者及其家属参与营养治疗膳食的积极性，从而提高营养治疗膳食的订餐率。同时，加强对食堂从业人员的营养基础知识、食品安全知识等培训。通过以上步骤完成对治疗膳食路径的认识、梳理、核算、质控和考核，逐步实现营养治疗膳食在临床实践中持续、有效、稳定地应用和推广，也将有利于提升医院的整体医疗服务水平。

三、特医食品的应用

特殊医学用途配方食品（即肠内营养制剂，以下简称"特医食品"）是为满足饮食限制、消化吸收障碍、代谢紊乱或特定人群的营养需求而特别加工和制备的营养产品。特医食品在患者治疗、康复和维持身体机能的营养支持方面发挥着重要作用。早期发现营养不良并给予特医食品营养支持，已被证实可以提高疾病康复率并减少住院天数。鉴于特医食品在临床治疗中的成功应用，许多国家制定了相关标准和管理政策。

（一）国内外特医食品的发展情况

1. 国外情况

20 世纪 80 年代末，特医食品引起了医学界的极大关注，全球特医食品行业进入高速发展期。一些发达国家、地区已经广泛地使用特医食品，并先后制定了特医食品有关的法规及相应的配套管理文件。1988 年，美国推出特医食品生产要求及监管要求，包括生产加工、取样、检测及判定等多项规定，还规定了拟在特医食品中添加的新原料或新成分需经过评估。1991 年，国际食品法典委员会制定了《特殊医用食品标签和声称法典标准（CODEX STAN 180—1991）》，标准中详细规定了特医食品的概念和标签标识要求。欧盟在1999年颁布了特医食品标准（1999/21/EC），标准中对每种营养成分的添加量进行限定，还规定了可依据疾病或医疗状况的不同对营养成分添加量做出适当改变；2001年发布了"可用于特殊营养目的用食品中的可添加物质名单"（2001/15/EEC），并对上述名单中的物质进行明确要求，同时拟添加在特医食品中的新原料和成分需获得欧盟相关部门的批准。2012年，澳新法委会公布了《特殊医疗食品标准（Standard 2.9.5）》，并于2014年6月开始实施，该标准主要对特医食品的定义、营养素含量、标签标识及销售四部分内容进行了规定。2012年5月，澳新法委会又公布了《特殊医疗用途食品》评估报告（Proposal P242），并且规定了该类产品在上市前无需进行注册批准。2002年，日本发布103号公告《健康增进法》，第26条明确了特殊医学用途配方食品的法律地位，其中规定特医食品上市前须通过日本厚生省批准。其他国家对特医食品的管理也颁布了相应的法规，各国家之间虽有所不同，但审查的内容主要是产品的有效性及安全性，且审核周期一般在3个月左右。

美国、加拿大等国家的特医食品规范化管理实施较早，其重点是整合最新证据，规范操作流程，注重专业人员培训、并发症控制、关键环节质量管理等，关注患者个体化肠内营养方案的制订与执行，定时、及时更新，积极促进证据的临床转化及应用。营养方案的有效实施离不开专业的护理，培养具有岗位胜任力的营养专科护理队伍是保障临床营养治疗质量的关键环节。需建立以护士为主导的一系列肠内营养规范化体系，通过全员培训、提高知识与技能，标准化流程建立、专业人员选拔与培训、专科质量管理指标与体系的构建等措施，切实提高肠内营养规范率，保障患者营养治疗的顺利实施，同时提高护士在营养治疗方面的专业价值。

2. 国内情况

我国对特医食品的认识相对较晚，2013年国家卫生计生委发布了《食品安全国家标准 特殊医学用途配方食品通则》（GB 29922—2013）及《食品安全国家标准 特殊医学用途配方食品良好生产规范》（GB 29923—2013）。2015年，国家修订、发布了新的《食品安全法》，其中对特医食品实施注册作出了要求。2016年3月7日，为规范特医食品的注册，明确注册要求，保证特医食品质量安全，国家食品药品监督管理总局根据《食品安全法》的相关规定要求，出台了《特殊医学用途配方食品注册管理办法》《特殊医学用途配方食品临床试验质量管理规范（试行）》及相关配套文件，形成了"1 个办法＋6 个配套文件"的特医食品注册管理办法体系，并于同年 7 月 1 日起开始实施。根据《食品安全法》的规定，国家对特殊医疗食品等特殊医疗食品实行严格监督管理，特医食品必须经国家市场监督管理总局备案。

为进一步加强特医食品的规范应用，各省市也出台了相应的经营使用管理办法。2020 年江苏省印发了《江苏省特殊医学用途配方食品经营使用管理办法（试行）》，2021 年安徽省印发了《安徽省特殊医学用途配方食品经营使用管理办法（试行）》，均明确要求规范经营使用特医食品的行为。

（二）特医食品的管理

特医食品在我国的公众认知度不高，主要是我国特医食品管理存在几个方面的不足。

1. 特医食品

我国亟须完善特医食品的标签细化、标签立法、市场监管和公众宣教等环节，以指导医生和民众合理选择和使用特医食品。2022 年新出台的《中国居民膳食指南（2022）》特别增加了核心条目"会看标签"，因此做好特医食品标签管理工作就显得尤为重要。在营养标签方面，建议参照欧盟的标准，增加反式脂肪酸含量、渗透压、溶解度标识，提供蛋白质来源和性质信息，对某些营养素的含量或性质进行了特别修改的产品，应当解释说明；此外，应详细标注适应证和禁忌证、食用方法（包括服用方式、冲调方法、服用速度等）、贮存要求和开封后的保存条件、食用量等。在警示性信息方面，除了现有要求标注的警示性信息，建议增加"是或不是营养唯一来源"，并在醒目位置标注非目标人群食用时可能产生的危害；且须严格限定"在医生指导下食用"，以防止摄入不足或过量的风险。

2. 特医食品注册管理

目前，我国形成了较完整的特医食品注册管理体系，但注册获批率较低，因此《特殊医学用途配方食品注册管理办法》相关的配套文件仍待进一步规范和完善。如针对不同疾病的特异性代谢状态，需对相应的营养素含量提出特别规定，为患者提供适合的营养支持，从专业层面进一步完善特医食品的标准。根据目前特医食品的批准情况，特殊医学用途婴儿配方食品基本达到了全类别覆盖，非全营养产品中应增加增稠组件和流质配方的研发与申报。我们对外要借鉴发达国家成熟的技术与经验，加强与国际企业的交流与合作，学习研发思路、风险质控等方面知识，不断弥补短板，增加自身的技术储备，提升国际竞争力；对内需要政府、协会、企业、高校和医护人员通力合作，准确解读国家政策导向和要求，提升创新能力，加强人才培养，加大特定全营养配方食品的研发力度。进口企业应尽快了解、熟悉我国特医食品注册审批的法律法规、审评流程，将产品备案的思路转移到注册审批上来，达到我国特医食品相应的注册审批要求，充实中国的特医食品市场。

3. 特医食品医嘱管理

特医食品传统医嘱处理流程多数是人工模式，包括医嘱、审核、填写处方、再次核对信息和执行确认等重要环节，整个信息的传递由电话通知、纸张单据等完成，具体执行过程无法监控，容易发生医疗差错。医院特医食品管理系统的建立，是基于医院信息系统（hospital information system，HIS）的系统架构，通过接口与 HIS 进行实时数据对接。该系统旨在自动从 HIS 系统获取患者基本信息、疾病相关信息及临床医师开具的特医食品医嘱信息；同时结合患者的相关检验数据，为营养科开出适合患者的个性化特医食品干预方案或调整干预方案，以及为审核临床医师开具的特医食品医嘱提供参考依据。医院特医食品系统的设计与应用，可降低相应人员的劳动强度与风险，使医院管理者能动态掌握医院业务发生过程中各环节的处理情况。该系统显著提高特医食品的配送准确率和管理效率，并更有效地对临床特医食品的应用进行指导和管理，为推动特医食品的合理使用提供了科学化、规范化的经验。同时，该系统还提高医院的管理效率和服务水平，增强医院竞争力，提高医院在服务患者方面的信誉度。一方面，实现患者个体化营养素的自动推荐，利用医院特医食品系统从 HIS 和医院膳食管理系统中，抓取膳食及肠外营养的营养素信息，为医师开具合理的特医食品医嘱提供决策支持。另一方面，实现自动化处方风险全面检测，在开具特医食品处方前及时做出风险预警，在审核处方时能快速捕捉可能存在风险的处方，为处方建立起严密的防控体系，为营养科特医食品使用审核处方提高效率。

4. 特医食品机构管理

特医食品临床应用与管理，参照国务院办公厅印发的《国民营养计划

（2017—2030年）》中临床营养行动相关内容，以规范临床营养治疗路径应用特医食品。针对特医食品，医疗机构内应设立专门机构实施规范化管理，各省市临床营养质量控制中心负责指导组建各省市特医食品专家委员会，对于暂未成立临床营养质量控制中心的省市，由省市卫生健康委负责指导组建特医食品专家委员会，二级及以上医疗机构应当设立特医食品管理委员会。此外，建议根据医院情况，由分管院长、医务处、营养科及相关临床科室等密切联系部门的专业人员共同组成特医食品管理委员会，严格执行《执业医师法》《食品安全法》《食品安全国家标准　特殊医学用途配方食品通则》（GB 29922—2013）等相关法律法规及技术规范，加强对特医食品准入、遴选、采购、储存、配制、发放、临床应用、效果评价、不良事件登记、退出机制和信息资料的监督管理。营养科负责日常执行工作。涉及特医食品应用人员需经过各省市特医食品专家委员会相关知识、规范应用和管理方面的培训并考核合格，应每年参加不少于2次与临床营养相关的继续教育培训和学术交流等活动，了解临床营养发展的前沿信息，掌握特医食品适应证、禁忌证、不良反应及处理。医疗机构医政管理部门建立不定期处方审核机制。

　　临床应用中应当遵循安全、规范、个体化、动态、有效、经济的原则，考虑患者年龄、疾病、代谢状况以及疾病过程。这一过程结合临床规范化应用路径的标准化，涵盖营养筛查、评价、诊断、治疗四个步骤。由经过相关培训的医师和临床营养师按照营养诊疗流程，掌握适应证及禁忌证，制定并规范开具特医食品个体化处方，对应用特医食品的患者进行规范的营养监测、重复筛查，进行临床效果评价，及时调整或停用特医食品处方。同时，可将处方作为患者使用凭证的医疗文书。肠内营养规范化管理模式的建立，首先需强化医护人员的责任意识及知识技能。针对并发症管理，关键在于合理规范操作，严格遵守无菌技术要求，加强手卫生管理，定期消毒营养液制备及储存间；遵循现用现配原则，确保营养液在规定时间内送达。同时，调整肠内营养制剂处方、剂量，密切监测营养，及时调整。对于留置喂养管的患者，选择合适口径的喂养管，需加强其固定，做好口鼻部护理，使用肠内营养泵进行持续、匀速地滴注。规范化肠内营养管理模式的建立，能够提升患者营养代谢指标及满意度，有效提高胃肠道功能，减少应激状态，显著降低胃潴留、腹泻、反流、误吸、吸入性肺炎、腹胀、堵管等并发症的发生率，提高患者个体化营养治疗的质量，提高患者的临床结局而降低医疗支出，具有较高的成本效益。

构建规范化特医食品管理体系是个复杂的过程，多流程、多环节、多因素问题的解决需要研究者与实践者共同参与。因此，在加强特医食品上市后的后续监管中，执业医师、营养师、护士应作为"先头兵"，要充分发挥自身技术优势，既要学习特医食品的规范使用，又要随时核查，发现问题及时上报。建议设置特医食品相关问题网络上报平台，以便医护人员及时上报使用中发现的问题，医疗机构管理部门则应及时调查更正，促进特医食品的营养治疗价值最大化。

特医食品产业的发展需要通过立法进一步规范和促进，将相关标准升级为法律法规，以提高立法层级，增强其实施效果，并做好调查和监测。同时，了解公众对特医食品的认知状况，加强公众宣教，根据消费者的不同层次制订有针对性的宣传方案，促进特医食品行业的健康发展。

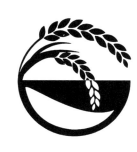

第四章

营养主动健康与前沿信息科技融合应用

近年来，国家陆续出台《"健康中国 2030"规划纲要》《"十三五"健康产业科技创新专项规划》《国家创新驱动发展战略纲要》等政策和规划，对全民的营养健康提出了新的战略目标及主要任务，加快形成满足需求、协同高效的卫生与健康科技创新体系，显著增强科技对推进"健康中国"建设的引领和支撑能力。2017 年 5 月，《"十三五"卫生与健康科技创新专项规划》正式将主动健康列入专项规划。一系列政策的发布，预示着主动健康将成为我国健康保障体系的重要组成部分，而融合应用前沿的信息科技是推动营养健康高速发展的有力之举。

随着医疗健康相关技术的更新迭代，互联网、大数据、物联网、AI、云计算等前沿科技手段在主动健康领域也发挥着巨大的作用，赋能主动健康领域细分行业蓬勃发展。物质条件的提升、人口老龄化、人类疾病谱变化、生态环境及生活方式变化等使得健康服务需求旺盛，主动健康的市场需求应运而生。目前，主动健康处于高速发展阶段，主动健康的服务模式从早期的主动健康产品模式向"主动健康产品＋主动健康管理服务"模式转变。在这一转变中，前沿信息科技作为模式转变的核心技术，可以明确健康保障与管理的全流程及标准，提高多方合作与利益分配效率，引导行业各参与方共同建立以用户为中心的健康管理新生态。新的主动健康生态体系以卫生服务创新、健康农业、科学健身以及健康建筑等非药物干预为主要特征，以供需协同的全民健康信息化建设和新健康装备向民众生活全场景延伸为支撑。目前，我国的科技正处于高速发展阶段，具备强大的创新研发能力，把握科技革命和健康产业发展战略机遇，紧扣医疗医药、养老养生、运动健体、健康管理等重点领域，聚焦技术创新、基地协同、人才共享、政策保障等关键环节，着力构建健康产业科技创新体系，有助于促进新时代的全民营养主动健康，推动新型主动健康产业的发展。

第一节　构建营养主动健康信息管理平台

为满足健康中国建设需要，科学系统推进国民营养健康工作，切实提高全区居民营养健康水平，广西壮族自治区人民医院高度重视并以营养科健康食堂为载体，以营养科工作平台为基础推广合理膳食，普及营养健康知识，提升个人营养健康意识，优化营养健康服务，不断满足人民群众营养健康需求。医疗健康领域必须朝着个性化方向发展，但目前面临营养专业人员严重短缺和高成本医疗技术等问题，我们需要创新研发更科学更高效率的服务方式，而凭借人工智能技术的先进性和技术优势可使该领域的技术水平得到进一步的提升，服务范围得到进一步的拓展。营养主动健康信息管理平台的构建基于主动健康信息化数据中心，目的是满足主动健康营养信息管理平台各个独立运行的业务系统之间的业务流程协同需求，包括健康对象服务流程、营养医师的管理流程等。以营养主动健康信息管理平台作为创新医疗服务模式，目的在于提高人民健康水平、普及健康生活、优化健康服务，全方位、全周期维护和保障人民健康。

一、营养主动健康信息管理平台介绍

主动健康营养信息管理平台作为"3＋1＋2"主动健康信息平台"2"的综合体现之一，构建了一个集个人健康数据、营养智库、饮食管理、科普及营养咨询一体化和个性化的营养健康服务 APP，该体系融合 PC 客户端、手机客户端，以及微信小程序、公众号等形式开展营养健康管理服务，建立用户的个人数据库，形成居民电子健康档案，对用户进行营养风险筛查、营养风险预警，以及营养评估、饮食管理、体重管理、营养科普宣传和营养咨询及干预等一体化的全方位信息管理，从而满足主动健康对象个体日常营养健康需求。通过该 APP 使用，及时给予膳食评分和个性化的营养指导意见，提高人群营养健康知识知晓率及提供相关慢性病的预防和治疗的营养方案。

二、营养风险筛查和营养评估模型建立及应用

营养主动健康信息管理平台通过采集试点社区健康信息管理系统、健康体检信息系统、医院信息平台及个体智能终端信息，基于大数据和深度学习技术的

AI 辅助诊断系统，助力营养风险筛查和预警、营养评估、个性化营养、饮食及行为干预，建立覆盖检测、评估、服务、监控、反馈和优化等环节的闭环式主动健康信息管理服务系统。

通过主动健康信息管理服务系统的强大功能，建立营养风险筛查和营养评估模型。营养风险筛查和营养评估是对用户营养状况整体把握的首要环节，针对主动健康管理的用户，依据 NRS 2002、MNA、PG–SGA、STAMP 等权威资料，结合营养学专家的意见，设定营养风险筛查和营养评估规则以划分营养风险和营养评估的等级。通过结合用户的相关健康数据如年龄、临床诊断、BMI、体重、膳食情况，以及数据指标变化趋势等综合进行风险筛查和评估。通过对用户进行整体的营养风险筛查及评估，形成具体的个人主动健康画像，从而较为全面清晰地反映用户的当前健康状况，对于有营养风险的用户进行营养风险预警，并提出相应的营养干预建议。同时，健康画像可针对特定的疾病提供发病概率的预测，如肥胖可能带来的代谢紊乱，以及可能发生的慢性病的预测，帮助用户更为清晰地认识到目前的健康情况，提早意识到可能发生的疾病风险，从而引起警觉和及时规避。

三、建立三方信息通道

建立营养主动健康信息管理云平台，面向医疗机构、营养医师、用户三方提供双向的信息化支撑，为用户和营养医师提供线上线下协同的高效管理工具，创造方便快捷的沟通交流平台。通过 AI、大数据等智能化手段实现对用户的智能随访、健康干预，提升营养医师的工作效率，降低其工作强度。营养主动健康管理云平台致力为用户提供多平台、多机构健康数据同步查询，涵盖营养筛查及预警、营养评估、自助膳食记录、营养膳食建议、线上营养咨询，以及自助购物等健康服务。这些服务不仅提供清晰的营养健康管理思路来提高居民的参与度和主动健康管理意识，还便于医疗机构、营养师对用户进行院外营养管理，为管理者提供区域内健康管理监管大屏，快速直观地了解区域管理对象的分布和管理情况。

（一）数据管理

按照最小数据"即采即用"的原则，归集管理用户的健康数据，包括从医院获取必要的用户基本信息、检验检查记录、体检记录、费用信息、就诊记录、体检报告及病案首页等。在管理对象居家自我管理过程中，采集健康监测数据、自我管理数据等，并对数据进行标准化、结构化改造和数据质控，对用户的诊疗记录及健康数据进行智能化连续性分析。

（二）服务支持

（1）入组：云平台获取用户健康档案数据，通过条件筛选，将用户进行分组管理。每个组别匹配相应的管理路径，进行规范化主动健康管理。

（2）建档：对于入组的用户，通过 AI 算法模型，自动生成该用户的健康指数、健康画像，建立健康数据档案。

（3）评估：云平台根据用户的健康信息，进行智能营养风险筛查。根据各组管理路径配置的评估任务，对用户进行营养评估、管理周期内的效果对比，以及必要的定期筛查及评估。

（4）处方：云平台根据用户的健康数据档案自动生成营养健康建议，并且通过协助医生开具营养处方，可与临床用药共同指导用户院外健康管理。

（5）膳食方案：云平台根据用户的健康信息及所属的管理路径，智能生成个性化膳食建议及每日三餐膳食计划，包括但不限于膳食计划、健康宣教、复诊复查建议等。同时，云平台可为医生提供智能分级管理指引，为用户提供个性化营养健康服务。

（6）执行：云平台根据实时更新的用户个人健康档案对用户进行主动健康跟踪、动态营养风险筛查、营养评估、健康科普推送、健康监测及健康随访，并给出个性化的智能膳食计划及建议。用户可以根据个性化智能膳食计划和建议完成个人膳食管理，并可向营养医师进行线上营养咨询，通过双向联动智能系统，营养医师可查阅用户的历史数据（体检、门诊、住院三大数据库及第三方服务中心等）、动态数据（智能穿戴设备、云平台等渠道实时捕捉用户健康数据），完成专业营养建议、营养处方的开具等营养干预。

（7）复诊：云平台可根据用户在医疗机构的病历信息（如出院记录）及个人健康档案数据向用户推送复诊提醒和复诊计划，同时与健康多学科会诊管理平台对接，支持用户在收到诊疗提醒的时候，提供相关链接以便直接进行在线问诊、复诊预约、复查预约、一键续方等相关操作。

（8）评价：在周期内完成营养健康管理服务后，云平台根据用户的数据，自动生成随访报告及管理总结报告。通过重点检验检查指标、评估等客观指标，以及用户满意度调查等主观数据，综合对用户进行管理总结。

四、建立营养智库和营养管理模型

营养智库包含市面上绝大多数食物和部分常用商品，以及各类人群适用的科学食谱，利用自然语言处理技术，实现知识图谱基于真实世界数据的自动构建能力与质量自测、自动优化。

用户可以通过营养智库中的食材库进行自主的膳食记录，结合居民的用户实时健康数据档案或健康画像，采用深度神经网络（如 CNN/RNN）技术整合基本信息、检查数据、文本报告等多模态数据，自动挖掘画像特征，生成多个画像标签和指数值，建立智能营养管理模型。智能营养管理模型针对用户的临床诊断、营养筛查及评估情况，构建智能化的随访模型，并支持利用自然语言理解与智能语音等技术开展智能化随访并形成结构化随访报告。营养智库根据智能随访模型报告针对营养管理需求构建智能患教模型，为用户匹配个性化的科学食谱并推送相关的健康科普。通过智能随访模型和患教模型的结合，完成对用户院外的营养健康全程的主动健康管理。

五、营养主动健康管理平台使用

2023 年，广西壮族自治区人民医院推出了主动健康 APP（包含网页版、手机客户端等）。主动健康 APP 实现了不同硬件终端协议、标准转换，降低硬件接入门槛，提高硬件设备链接的稳定性和安全性，实现全人群、全周期健康数据的稳定、安全、可靠地采集，并建立链接个体－家庭－社区－体检机构－医院的主动健康云平台。"营养健康"是该 APP 的具体版块之一，可通过该 APP 实现营养主动健康管理，构建了一个集个人健康数据、营养智库、饮食管理、科普及营养咨询一体化和个性化的营养健康服务模式，从而满足主动健康对象个体对日常营养健康指标进行主动管理与监测的需求。

（1）用户端。

①可以实现个人健康数据在 APP 的完整关联，以便用户了解自己的健康数据。APP 可以通过完整的健康数据进行智能数据分析，给出相应的营养健康建议。

②建立营养智库。该智库囊括绝大多数的日常食物详细营养信息，形成一个详尽的食材库，并集齐各类科学食谱，满足用户日常的膳食记录需求，智能推荐相应的科学食谱。

③基于营养智库数据实现饮食管理功能，满足用户对日常膳食的记录，逐渐建立个人膳食数据库，通过对用户日常的膳食记录数据进行短期及长期的智能膳食统计分析，给出个性化膳食建议。

④通过个人数据库建立实现身体健康数据（身高、体重、腰围、臀围、上臂围等）的记录及追踪回溯，并计算出 BMI、腰臀比等重要身体数据，形成身体数据统计图。这一数据可直观了解身体数据的改变，并根据身体健康数据的变化给出相应营养健康建议。

⑤通过与医生端 APP 的数据连接和共享，实现远程用户与营养医师的营养咨询（图 4-1、图 4-2）。

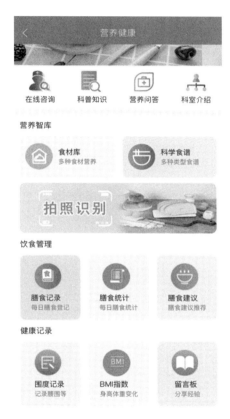

图 4-1　主动健康 APP "营养健康" 版块

（2）医生端。

①实现营养咨询用户健康数据在 APP 的完整关联，营养医师可通过由用户发起的营养咨询，浏览用户完整的个人健康数据。

②通过与医生端 APP 的数据连接和共享，实现远程用户与营养师的营养咨询。

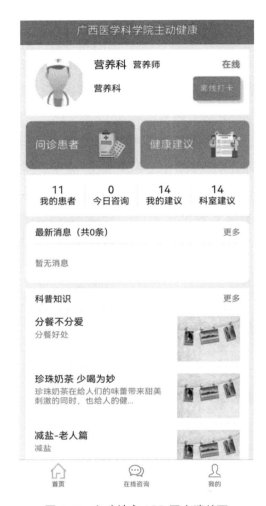

图 4-2　主动健康 APP 医生端首页

③实现营养处方的开具，并能满足对营养处方的删除、修改、签字等基本维护功能。

④对用户所有营养咨询过程中的病历和信息实现保存和记录，并具备病历查询功能（可通过多种形式查询，如根据咨询时间、用户名等），实现复诊患者的病历检索，以便了解用户的健康数据和既往咨询过程，有利于营养师给出更为精准地给出营养建议。

主动健康营养信息管理平台的庞大数据和技术通过手机移动端的便携形式为用户解放了时间、空间上的局限，使其可以随时随地关注个人的健康营养情况，并提供了线上远程的专业营养咨询，通过简单易行的操作从而实现主动健康在人群中的迅速有效推广和高效执行。

第二节　建立营养主动健康服务中心

实现全民主动健康、提高国民营养素质，需要提高国民自身健康素养，使个人成为健康责任主体，主动自发地进行个人健康管理，由被动医疗转化为主动健康，这一过程需要通过营养主动健康服务平台实现。要精准高效地实现全民主动健康，应以医疗机构为核心，构建主动健康营养信息服务中心的枢纽体系。营养主动健康服务平台包括医院内主动健康连续服务中心和第三方服务中心。该平台建设的重点在于信息化建设标准和数据共享规范，依托云计算、大数据、AI、物联网，以及5G等新一代信息技术，通过建设数据标准，采集区域内各卫生机构的健康医疗数据及用户的实时健康数据，同时以居民电子健康卡信息作为主索引，汇总形成统一标准的数据中心。基于主动健康信息化数据中心，为用户提供个性化营养健康服务，实现城镇居民医院内外连续、全程、一体化的健康保障，满足广大人民群众自我健康管理的需求。

一、院内营养主动健康连续服务中心

健康管理是一种前瞻性的卫生服务模式，院内主动健康连续服务中心建设是实现健康管理的必要前提，是以获得较大健康效益、增加医疗服务效益、提高医疗保险的覆盖面和承受力为目的。院内主动健康连续服务中心建设可实现省（自治区）、市、县（区）三级预防及诊疗，是预防医学与临床医学的结合，确保向公众提供全生命周期、全方位健康管理的全链条服务。

依靠医院丰富、全面的医疗资源和人才优势，建立由营养科主导，体检科、内分泌科、心血管内科、神经内科、消化内科、妇科、儿科、精神心理科、睡眠医学科及运动康复科等学科协助的多学科团队，队伍中除包括医学专业人员，还应包括软件开发和后台维护人员等专业技术人员。

院内营养主动健康连续服务中心的服务核心在于营养健康干预，通过医院内多个学科领域的合作，可对健康人群、亚健康人群以及慢性病人群等各类人群进行全面营养健康管理。营养信息管理平台通过基于院内个人健康数据的个人健康档案，评估其健康状况，并有针对性地提出个性化健康管理方案，开展集营养、运动、心理、睡眠等多角度的个体化健康管理服务。通过平台与个人信息共享统计分析用户记录的饮食偏好、饮食行为习惯和饮食量及饮食结构等，依据其个人健康档案，定期给出饮食的调整建议，配合运动、心理、健康知识科普的干预，促使用户有针对性地进行自我健康管理和日常保健。广西壮族自治区人民医院推出的主动健康 APP 通过主动健康信息化数据中心构建集个人健康数据、营养智库、饮食管理、科普宣传及营养咨询一体化和个性化的营养健康服务模式，从而实现用户对自身体重、体脂、围度等日常营养健康指标进行主动管理与监测。

二、第三方服务中心建设

主动健康信息化数据中心依托云计算技术建设的云数据中心和容灾备份中心，采集或关联各级医疗机构、公共卫生机构、体检机构和智能穿戴式设备与第三方穿戴设备管理平台业务系统的数据。第三方服务中心不仅是连接各级医疗机构院内主动健康中心与服务对象的桥梁，还可实现医疗机构、第三方服务中心、服务对象三者信息一体化的联系，促使医疗卫生模式由"以疾病治疗为中心"向"以健康促进为中心"转变，将被动医疗服务干预转为主动健康服务干预，打破时间、空间上的壁垒，促进全民主动健康。

第三方服务中心的个性化服务项目分为医疗服务和非医疗服务。第三方服务开发网上服务平台，对医院、用户具有双向信息共享功能，横向结合多个医疗机构的院内主动健康连续服务中心，充分发挥同级与不同级医院的诊疗＋功能优势和第三方市场化运作优势，为服务对象提供丰富的医疗服务。营养医师通过了解用户的基本信息、健康档案、电子病历、卫生资源等信息，最大程度地了解用户的健康情况，给出更为准确的营养处方，提高诊疗效率。服务平台能根据用户自身健康情况及病情，提供协助与查询服务。其中，在协助功能方面，提供相应的预约挂号、智能导诊、指引科室、协助缴费等服务，对于有确定诊断的用户可推送相应的健康宣教信息及护理注意事项等内容；在查询功能方面，提供诊断查询、检查检验结果查询、治疗费用查询等功能，实现一站式自助查询。即使用户走出医院，经过审核认证的第三方健康服务中心，同样可依据服务对象的个人健康档案和院内主动健康中心给出的疾病诊断、营养建议及处方等，提供相应的院外一体化连续服务，如院外健康保健和护理、营养健康食品个性化建议及配送等。

三、营养主动健康服务中心内容

（一）营养主动健康服务中心意义

①通过"3＋1＋2"平台根据使用者当前饮食数据情况进行综合分析，对使用者进行分级营养健康管理。

②通过"5＋1"APP对使用者进行连续性的身体数据监测，提供合适的、个性化的营养处方，以帮助使用者形成良好的营养摄入习惯，避免营养不良、营养过剩，预防糖尿病、心脑血管等慢性病的发生。

③推广主动营养健康理念。

（二）营养主动健康服务中心建设方案

营养主动健康服务平台的成功构建和运营，依赖于专业的人员团队、先进的设施配置和明确的职能分工。通过整合这些要素，平台能够为用户提供全面的、个性化的营养健康服务，促进公众的健康生活方式，实现主动健康管理的目标。

1. 人员配置

（1）专业的营养师团队：须配置专业的营养师，负责制订个性化营养计划，进行营养评估和饮食指导，并提供日常饮食建议，帮助用户改善饮食习惯，提升生活质量。

（2）专业的信息技术人员：须配置专业的技术人员负责开发和维护营养服务平台的软件系统，以及后期使用过程中须确保平台的稳定运行和用户技术支持。

2. 设施配备

须配置包括体脂秤、身高体重计、握力器、皮褶厚度计、测量软尺、听诊器、血压计、人体成分分析仪、智能穿戴设备、智能餐盘等设备，用于收集用户的身体健康数据，以及用户每日饮食情况等，并上传到云端。

3. 平台职能配置

（1）根据平台收集的数据提供基于用户健康数据的个性化营养评估，定期更新用户的健康状况和营养需求，提供持续的营养支持。

（2）提供线上科普视频、文章、健康食谱等，方便用户可随时随地了解并学习正确的营养知识，提升公众的营养健康意识。

（3）利用大数据技术，分析用户的饮食和健康数据，提供实时的健康监测和预警服务；并建立用户健康档案，跟踪其健康变化，及时调整营养计划。

（4）定期评估服务质量，确保服务的高标准和用户满意度。根据用户反馈，不断优化服务内容和流程。

（三）平台工作内容

①饮食摄入统计评估：使用者填写饮食记录，系统识别食物营养成分后进行营养评估，通过最终形成的营养摄入量统计评估报告。

②健康数据采集：采集体重、体脂、围度等动态数据。

③饮食建议推荐：根据并通过膳食记录数据进行智能短期及长期膳食统计，为使用者推荐个性化膳食建议，并有相关食谱推荐。

④通过个人健康数据库建立实现身体健康数据的记录及追踪回溯，实现个人健康数据在营养 APP 的完整数据关联。

⑤实现远程用户与营养师的营养咨询。

⑥定期在科普基地组织现场科普活动及讲座，联合当地妇联、教育部门举办科普系列活动，在本市推广主动健康营养理念。

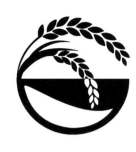

第五章

主动健康模式下发展传统食养服务

传统医学强调"三分病七分养"，坚持"预防重于治疗"的原则，传承"养"的中医药文化是服务"健康中国"建设的重要举措。传统食养，作为中华民族璀璨的文化成果之一，在中华大地已扎根数千年，在这漫长的岁月中积累了丰富的实践经验并传承至今。《国民营养计划（2017—2030 年)》支持大力发展传统食养服务，鼓励全面探索传统食养文化，加快新型食疗保健食品等相关产品、技术和服务的研发与上市。营养作为健康的基石，其重要性不言而喻。"食养是良医"是对"健康中国"建设、合理膳食行动的具体落实，也是新时代满足人民日益增长的美好生活需要的重要保障。

第一节　传统食养的概述

现代社会快节奏的生活方式和不健康的饮食习惯给人们的健康带来了许多问题。在这样的背景下，越来越多的人开始关注传统食养服务。这是一种结合传统饮食文化和营养学原理的服务形式，通过饮食搭配和烹饪方法，成为人们追求健康的一种重要方式。传统食养着眼于平衡饮食、适量进食和草药配伍等方面，通过对食物的选择、搭配，以及独特的烹饪方法来实现营养健康的目标。

一、传统食养的定义和内涵

食养是饮食文化和中医文化相结合的一颗璀璨明珠，其萌芽可追溯至商代以前。从古至今，历代医家不断对药食开展研究，丰富了药食同源、食疗、食养的科学内涵。药食同源理念的发展，也是世界医学史上一门开创性的学科。

（一）传统食养和传统食养服务的定义

传统食养根植于各种文化和各个民族的饮食习惯中，其概念不仅包括食物本身，还涉及饮食文化、生活方式和季节性选择等方面。传统食养注重整体性和综合性，将食物视为具有药用价值的资源，通过合理的搭配和烹饪方式，使其发挥最大的营养功效。不同于现代科学营养学以营养成分为中心的理念，传统食养注重平衡饮食，强调各种食物的搭配和中药材的配伍，以达到身体健康和心灵和谐的目标。

传统食养服务是一种综合性的健康管理服务，是指通过饮食结构、膳食搭配和烹饪方法等手段，以提供全面营养和增强机体免疫力为目的，保障人们身体健康和预防疾病的服务。它基于传统的饮食习惯、草药食疗和民间医学的理念，旨在通过合理膳食搭配和食材选择，满足人体的营养需求，促进健康生活。传统食养服务的概念融合了中医养生和现代科学营养学的原理，注重平衡营养摄入，调理脏腑功能以增强机体抵抗力。其核心理念是"食物即药物"，通过食材合理选择和搭配，可以达到预防疾病、维持身体健康的目的。

（二）食养、食疗与药膳的内涵

食养、食疗与药膳是中华民族历经数千年不断探索、积累而形成的，是中国特有的功能膳食体系。它们具有养生保健、防病治病、延年益寿的深厚内涵，是祖国宝贵文化遗产中的一颗璀璨明珠。

食养、食疗与药膳都是以中医学的基本理论为指导，依据药物和食物的性能进行选择、调配与组合，形成食养、食疗、药膳处方，运用药物和食物之间的性能来纠正人体脏腑功能的偏颇，使之恢复正常，或增强机体免疫功能和抵抗力。三者虽然都源于中医理论，但食养应用范围更大。食养、食疗与药膳的核心是以食物来养生，旨在保健、养生、强壮身体，其服务对象为健康人群。该体系包含了所有膳食应用的体系，且尤为重视日常膳食选择和营养结构均衡。

（三）传统食养的理论特点

传统食养与现代食养相比，在理论上还具有以下鲜明特点，这些特点也是传统食养理论研究的重要方向。

1. 阴阳平衡

传统食养强调阴阳平衡的概念，认为身体健康与阴阳平衡密切相关。阴阳是中医药理论的基本概念之一，它描述了事物相对而言的两种属性或状态，代表事物相互作用、变化和平衡的规律。在传统食养中，追求饮食的阴阳平衡是非常重要的。食物被归类为阴性或阳性，并根据个体需要选择适当比例的阴阳食物，目的是通过食物的选择和搭配来达到机体阴阳平衡，从而维持身体的健康和平衡。阴性食物如蔬菜、水果等可清热解毒；阳性食物如肉类、坚果等则能补益身体的阳气。通过合理搭配和调节阴阳食物的比例，保持身体内外的平衡。

2. 五行理论

五行学说是中国古代哲学理念之一，也被应用于传统食养。五行分别代表金、木、水、火、土五种元素，它们之间相互影响和制约。在传统食养中，每种食物都可以与五行中的某种元素关联，具有相应的味道、属性和功能。通过选择与自身体质相适应的食物，并摄取不同功效和味道的食物来调和五行，使得人体可以达到心身的平衡和健康，保持内外环境的和谐。

3. 季节性选择

传统食养非常注重根据季节变化选择适宜的食材。不同季节的气候条件对人体有不同的影响。例如，在夏季人们容易出汗，需要摄取清凉解暑的食物；而在冬季则需要食用温热补益的食物来保护身体免受寒冷侵袭。因此，合理选择时令食材是传统食养的重要原则之一。

4. 药食同源

传统食养认为食物具有药用价值，可以通过饮食来预防疾病和促进康复。在中医药理论中，许多常见的食材被视为药食同源产品，如生姜、蒜、枸杞子等，被认为可以调理身体功能和预防疾病。药食同源的理念认为，通过摄入一些特定的食材，可以起到预防和治疗某些疾病的作用。这种药食同源的理念在传统食养中被广泛应用，旨在通过食物来维持身体健康和平衡。

5. 个体差异

传统食养强调个体差异的重要性。每个人的体质、年龄、性别等都有不同，因此饮食需求也各不相同。传统食养认为，制订个性化的饮食方案可以更好地满足个体的营养需求。因此，根据个体的特殊需求，制订适合自己的饮食计划是非常重要的。

6. 调味烹饪

传统食养不仅关注食材的选择，还非常注重调味和烹饪方法。传统食养强调合理搭配不同食材，使用适当的调味料和烹饪方式，最大程度地保留食物的营养成分，以提高食物的口感和促进机体消化吸收。例如，采用蒸、煮、炖等烹饪方法可以保持食物的原汁原味，减少营养素的流失。

7. 饮食禁忌和相克

传统食养中存在饮食禁忌和相克的概念，即某些食物的组合会产生不良的影响。这些禁忌和相克的规定基于中医药理论和经验总结，旨在避免身体的不平衡和疾病的发生。例如，根据季节性和体质差异，一些人不宜食用寒凉食物或某些食物不宜与某些药物同时食用，以免导致脾胃功能受损。

8. 教化和文化传承

传统食养不仅关注个体的健康，也强调教化和文化传承的意义。中国的传统食养建立在自给自足的农耕文化和自然经济的基础上，经过长期发展，传统食养具有一定的稳定性和传承性。人们通过代代相传的方式将饮食习惯和养生方法传承下去，形成了独特的饮食文化。这些饮食文化不仅包括对食物的选择和食材的烹饪方式，还融入了宗教、节日、家庭聚会等方面的传统习俗，有助于保护和发扬传统民族文化，并提供了一个教育人们如何正确饮食的方式。例如，中国的传统节日春节和中秋节，都有特定的饮食习俗，这就很好地传承和弘扬了中国传统饮食文化。

这些理论特点在传统食养实践中相互关联，共同构成了传统食养的整体理论体系。然而，需要注意的是，随着现代科学的发展，传统食养理论中的某些观念和禁忌可能缺乏科学依据。因此，在应用传统食养时，我们应结合现代营养科学的研究成果，理性看待并加以调整，以制订科学合理的个体化最优饮食方案。

二、传统食养与现代食养的区别

传统食养，深植于悠久的历史文化之中，强调食物的天然属性和整体调理作用。它侧重于食物的"四气五味"（寒、热、温、凉和酸、苦、甘、辛、咸），以及食物与人体脏腑之间的相互作用。传统食养往往与季节变化、地理环境和个人体质相结合，注重食物的平衡和调和，以及食物在促进健康和预防疾病中的作用。

现代食养则是建立在现代营养科学的基础上，更加注重食物中营养成分的精确分析和量化。它侧重于营养素的摄入比例，如蛋白质、脂肪、碳水化合物、维生素和矿物质等，以及这些营养素如何满足人体生理需求和健康需求。现代食养强调个性化和科学化，通过营养评估和饮食计划，为不同人群提供定制化的营养建议。

相对现代食养更侧重于营养素的量化摄入和平衡来说，传统食养强调整体调和及食物的属性，着眼于平衡饮食、适量进食和草药配伍等方面，通过对食物的选择、搭配，以及独特的烹饪方法来实现营养健康的目标。

三、传统食养的历史演变和发展

（一）传统食养的起源

传统食养是源远流长的饮食文化和养生理念的结合体，是几千年来人们根据自然规律、气候条件和地域特点所形成的智慧结晶。

民以食为天，人类为了生活、生存必须猎取食物。原始人在寻找食物的过程中，偶然发现某些食物吃后可使体力增强，疾病减少，遂由偶然食用，到主动寻求，经过一段相当长的经验积累，逐步得出了一些规律，这就是食物养生的萌芽。《太平御览》卷七八引《礼含文嘉》云："燧人始钻木取火，炮生为熟，令人无腹疾，有异于禽兽……"燧人氏发明火，并教人类用火炮煮食物，变生为熟，炮制的方法也就是简单的"火上肉"和"石上谷"。这种简单的"变生为熟"使人们的健康状况得到很大改善，因此实现了由吃"寒食"到吃"饔食"的过渡，拉开了食养的序幕。

（二）传统食养的历史发展

传统食养作为一种古老而智慧的营养理念，经历了漫长的历史演变和发展。药食同源理念的发展，也是世界医学史上一门开创性的学科。传统食养历史悠久，在中华民族文化背景下不断发展渐进而成，是一门独特、古老而又新兴的临床实用学科。传统食养的历史发展可以分为以下几个阶段。

1. 古代先秦时期——食养的雏形阶段

在中国古代，食疗理论最早可以追溯到先秦时期。这个时期的人们开始意识到饮食与健康之间的关系，并逐渐形成了一些基本的食疗理念。孔子在《论语》中指出："君子食无求饱，居无求安，敏于事而慎于言，就有道而正焉，可谓好学也已。"他强调节制饮食和注重品质，以达到身心健康的目的。此外，《吕氏春秋》也提出"三餐"之说，主张合理分配饮食，并讲究饮食与季节的关联。这些著作强调"洁食以养"，提倡"时食以养""淡食以养"等理念。这些观点在后来的各个历史时期得到了延续和发展。

"养生"一词最早出现在《黄帝内经》，书中提到："故智者之养生也，必须四时而适寒暑，和喜怒而安居处，节阴阳而调刚柔……"《黄帝内经》最早提倡"以素食为主，粗细搭配，肉食为辅，杂合以服"的中华民族基本膳食模式，提出了"饮食有节""五谷为养"等观点，强调了饮食与健康的密切关系。

2. 汉晋唐时期——食养的成型阶段

汉晋唐时期是中国食养学发展的重要阶段，在这个时期食养学逐渐成形。在汉晋唐时期，食养学开始逐渐形成体系化的理论框架，同时，这个时期也是中医药膳学研究的黄金时期，为后来的食养学发展提供了宝贵的经验和知识积累。《神农本草经》是秦汉时期编纂的一部重要药物著作，其中包含了许多关于食物与健康的知识。陶弘景的《名医别录》是中医药学中第一部以医案为主要内容的专业书籍，详细记载了许多药膳方剂的制作方法和功效，进一步系统总结了食疗的理论和实践，为中医食养学的形成奠定了重要基础。隋唐时期，食养发展达到了较高水平，并有了食养食疗的专著。药王孙思邈所著的《千金要方》首创了千金方食治的观念，首次提出了"安身之本，必资于食；救疾之速，必恁于药"的理念，强调先食疗后命药，他还列举了杏仁酥、茯苓酥等营养药膳方剂，用于抗老延年。孙思邈的弟子孟诜编纂的《食疗本草》，这是我国第一部集食物和中药为一体的中医食养药膳学专著，详细介绍了食物的性味、保健功效，以及饮食的副作用和烹调方法。

3. 宋元时期——食养的里程碑阶段

在宋元时期，食养观念进一步发展并达到一个重要的里程碑阶段。官方修订的《太平圣惠方》专门设立了"食治"一门，其中详细记录了各种药食同源的食材以及药膳方剂的使用方法。同时，食养药膳开始以粥、羹、饼、茶等剂型出现，进一步丰富了食养学的内容。《饮膳正要》是元代忽思慧所著的一部古代营养学专著，在中国传统养生食品发展史中堪称里程碑。此书对中医营养学有独特的贡献，首次从营养学的观点出发，强调了正常人应加强饮食、营养的摄取，用以预防疾病，并详细记载了饮食卫生、服用药食的禁忌及食物中毒的表现，颇有见解。这部著作被誉为"饮膳之宗"，对传统食养观念的发展起到了重要推动作用。

4. 明清时期——食养的多元化发展阶段

在明清时期，食养观念开始呈现出多样化的特点。明清时期几乎所有与本草相关的著作都提到了本草与食疗学的关系，并且在中医药膳的烹调和制作方面达到了极高水平，符合营养学的要求。李时珍的《本草纲目》收录了 500 余种药食同源的食材，将药物和食物的养生价值进行了分类和归纳，为中医药膳提供了丰富的资料。朱橚编写的《救荒本草》记录了可供荒年救饥食用的植物种类，并详细介绍了其产地、名称、性味及烹调方法。此外，还有徐春甫的《古今医统》、卢和的《食物本草》、宁原的《食鉴本草》等著作，都对中医药膳的发展作出了重要贡献。

中国传统食养学在不同时期经历了雏形、成型、里程碑和多元化发展的过程，这些发展过程得益于一系列著作和人物的贡献。在不同历史时期，各种经典著作、医学家的论述、文人雅士的探索，以及道家和佛教都对传统食养观念产生了重要影响。通过对食物性质、功效和搭配的研究，人们不断探索着如何通过饮食来调节身体健康、预防疾病，注重食物与药物的结合，强调饮食与健康的关系，并不断丰富和完善相关理论和实践发展，为现代食养学奠定了坚实的基础。

四、传统食养服务的意义和价值

传统食养服务指的是基于传统饮食文化和营养学原理的食物供应、营养咨询和指导等服务形式。传统食养服务在个体健康管理中具有重要意义和价值，能够帮助人们更好地了解自己的身体状况和营养需求，从而制订合理的饮食计划。通过个性化的饮食指导，传统食养服务可以预防和管理慢性病，解决营养不良问题，并提高个体生活质量和健康水平。在大健康产业发展的今天，结合营养科学大力发展传统食养服务，不仅能满足人们对健康管理的需求，而且能促进健康水平的提升。

（一）促进健康管理与疾病预防

传统食养借鉴中医养生理论和文化，其本质是饮食生活方式的健康管理。传统食养服务通过提供个性化的饮食指导，帮助人们改善饮食结构，满足身体所需的营养素，从而预防和管理慢性病。科学的饮食指导可以降低心血管疾病、肥胖、糖尿病等慢性病的发病风险，提高生活质量。

（二）促进现代营养视域下膳食模式的多元化

膳食是指日常所吃的饭菜，膳食营养是指运用营养学的基本知识，配制适合不同人群合理营养要求所需餐食的全过程，以达到健康饮食的目的。膳食结构和膳食模式能够体现某个地域的饮食习惯和消费水平，也能在一定程度体现出当地的食养理念。通过研究不同地区人群膳食模式，特别是一些传统膳食模式，总结其特点，寻找与慢性病发生和预防相关的膳食因素，可为慢性病患者的饮食管理调整和提前干预提供依据。

（三）促进健康教育与行为

《"健康中国 2030"规划纲要》提出要加强健康教育以提高全民健康素养，并加大学校健康教育力度。传统食养服务不仅提供个性化的饮食指导，还注重健康教育和行为改变。通过定期的培训、讲座和工作坊等形式，传统食养服务可以帮助人们增强健康意识，提高自我管理能力，激发积极的健康行为。这种教育和行为改变相结合的方式可以使人们逐渐接受并执行更健康的饮食习惯，从而全面提升整体健康水平。

（四）提供个体需求导向的个性化服务

每个人的身体状况和营养需求是不同的，传统食养服务提供的个体化饮食指导，能够满足不同人群的需求。个性化服务可以根据个体的身体特点、健康状况、生活方式和食物偏好等因素，制订适合个体的膳食计划，并提供相应的营养支持。这有助于人们更加科学地选择食物，满足身体的营养需求，提升自身健康素养。

（五）传承与保护传统文化

传统食养服务不仅关注个体的健康，也注重文化遗产的保护与传承。传统食养服务注重将传统医学和营养学的理论与现代科技相结合，旨在保护和传承传统文化。通过结合传统文化和饮食习惯，传统食养服务可以挖掘传统食材的营养价值，推广传统的烹饪方法和食用方式，倡导人们在饮食选择中尊重传统文化，实现传统文化的延续和发展。通过推广传统食材、传统烹饪方法和饮食习俗，传统食养服务有助于保护和传承各地的饮食文化遗产。这种传承将有助于人们更好地了解传统的文化根源，增强文化自信，促进文化多样性的发展。

（六）增加社会效益、经济效益

（1）传统食养服务的发展可以促进食品产业的转型升级。通过大数据分析和个性化工具，传统食养服务可以推动食品行业向更高质量、更安全和更健康方向转型，激发食品创新和研发，提高食品的营养价值和品质，从而带动相关产业的发展。

（2）传统食养服务对于医疗保健体系的优化也具有重要意义。传统食养服务的实施可以减轻医疗系统的压力，降低慢性病的发病率和治疗成本，提高全民健康水平，为社会节约医疗资源。

（3）传统食养服务的发展还能够创造就业机会和激发新的经济增长点。传统食养服务需要专业人才进行指导和支持，在服务供给方面创造了更多就业机会。同时，传统食养服务的需求也会促使相关产业链的发展，如餐饮业、食品生产和销售等，为经济增长注入新动力。

五、传统食养服务面临的挑战和策略

在过去的几十年里，随着人们对健康饮食的关注度提高，传统食养服务逐渐受到了广泛的认可和需求。这种服务不仅提供健康食物选择和烹饪建议，还强调整体饮食结构和均衡营养的重要性。尽管传统食养服务在促进健康方面具有重要意义，但是也面临着一些挑战。

（一）快餐文化和现代生活方式的影响

随着快餐文化的流行，传统食养服务的推广和接受变得更加困难。快餐食品的便捷性和相对低廉的价格吸引了许多人，快餐文化的流行意味着人们更倾向于选择便捷、高能量、低营养密度的食物。这种高能量和低营养密度的饮食模式与心血管疾病、肥胖和糖尿病等疾病发生风险的增加密切相关。传统食养服务需要应对消费者对快捷、低廉消费的需求，并提供更具有吸引力的健康选择。通过推广美味、方便且营养丰富的健康食品，以及提供健康餐饮选项的政策支持，可以促使人们更愿意去选择健康饮食。

（二）消费者需求的改变

随着人们对健康关注度增加，消费者对食品的质量、安全和营养成分的要求也在不断提高，他们希望获得更加个性化、多样化和可追溯的食品。传统食养服务需要与消费者的需求保持同步，提供更全面、个性化的服务，以满足不同群体的营养需求。通过利用信息技术和大数据分析，可以为消费者提供个性化的饮食建议，同时也可提供有机食品、功能性食品等以满足特定健康需求的产品。

（三）专业人才和资源匮乏

传统食养服务所需的专业人才和资源有限。由于食养专业人才的稀缺，以及对资金和设备的需求，传统食养服务往往难以满足广大人群的需求。因此，建立更多的培训机制和提供更充足的资源支持是发展传统食养服务的关键。这包括加强营养专业人员的培养和教育，完善食养服务基础设施的建设，以及加强政策支持和投入。

（四）信息传递和推广的挑战

传统食养服务需要面对信息传递和推广的挑战。在当今信息爆炸的时代，人们面临大量的信息来源，包括社交媒体、健康杂志等。然而，不合理的饮食观念和错误的信息也很容易在这些渠道中传播，给消费者带来困惑和误导。如何有效传递和推广健康饮食的信息是传统食养服务面临的挑战之一。传统食养服务需要通过准确、可靠的渠道传递正确的健康饮食知识，以提高消费者对健康饮食的认识和理解。

传统食养服务在面临挑战的同时也蕴含着巨大的发展潜力。传统食养服务可以采取多种策略，通过不断创新和改进，更好地满足消费者的需求，促进健康饮食的普及和实践。通过创新和改进，结合主动健康模式的理念和方法，可以提升传统食养服务的质量和效果，满足消费者对个性化、科学化的饮食需求，促进整体健康水平的提升。这需要政府、专业机构、社会组织和个体共同努力，积极推动传统食养服务的发展。

第二节　主动健康模式下的传统食养服务

主动健康是一个涵盖整个健康管理过程的概念，强调个体在健康管理中积极参与和自我管理的模式。在这种模式下，个体不再是被动地接受医疗和健康管理的服务对象，而是积极参与其中，主动采取措施来改善自身的健康状况。这种积极的自我管理模式不仅有助于个体的健康改善，还可以减轻医疗系统的负担。传统食养作为一种古老且普遍存在的饮食理念和实践方式，在主动健康模式中发挥着重要的角色。传统食养服务通过提供个性化的饮食指导和营养支持，帮助个体实现主动健康目标，并促进身心健康的全面发展。

一、主动健康与传统食养的关系

（一）传统食养服务在主动健康中的应用特点

传统食养服务在主动健康模式下扮演着重要的角色。它不仅帮助个体实现健康饮食目标，还提高个体主动参与管理自身健康的能力。传统食养服务通过强调整体饮食结构和营养平衡，引导人们选择新鲜、天然的食材并控制食物摄入量，以及适度运动等健康行为，激发个体对自身健康的关注，并引导他们采取积极的健康行动。因此，传统食养文化可以作为塑造健康观念和促进主动健康行为的有效途径。

1. 传统食养注重营养的均衡摄入和搭配，追求整体饮食结构和营养平衡

这种饮食观念的核心原则是选择多样性食材，保证各类营养物质的供给。传统食养服务通过提供个性化的饮食指导，帮助个体了解自身的营养需求，并制订适合自己的膳食计划。个体可以根据自身的情况和目标，选择合适的食物并培养饮食习惯，从而改善自身的营养状况和健康水平。

2. 传统食养服务通过营养教育和健康宣传，增强个体对健康的意识

个体可以学习如何选择健康的食材、合理搭配食物及控制饮食摄入量等方面的知识，从而在日常生活中作出更加明智的饮食选择。这种积极的自我管理能力有助于个体预防疾病、提高其自身免疫力，实现身心健康的综合发展。

3. 传统食养服务与主动健康模式下的其他健康管理措施相互补充

个体可以通过运动锻炼和良好的睡眠习惯来进一步改善健康状况，而传统食养服务可以为个体提供适宜的营养支持，以满足运动和休息期间的能量需求，并促进身体各机能的恢复和修复。

4. 传统食养服务强调适度运动的重要性

在传统食养服务的理念中，合理的运动是维持身体健康不可或缺的一部分。人们被鼓励每天进行适度的体育锻炼，如散步、慢跑、打太极拳等，以促进血液循环、增强身体的代谢功能和提高免疫能力。传统食养服务鼓励人们积极参与运动，使其成为日常生活的一部分，从而培养主动关注健康的习惯。

（二）主动健康对传统食养服务的影响

主动健康模式对传统食养服务产生了积极的影响。传统食养服务需要根据主动健康模式的需求变化，提供科学合理的饮食指导和服务。通过选择健康食材、推广健康烹饪技巧、提供便捷的餐饮解决方案，以及结合数字化健康科技等手段，传统食养服务可以更好地满足主动健康模式下消费者的需求。同时，传统食养服务还可以通过传统食养文化和与其他健康机构合作，促进传统食养文化在主动健康模式中的推广与传承。

1. 传统食养服务的需求变化

随着人们对健康的关注度提高，越来越多的人开始主动追求健康。这种主动

健康模式的兴起又助推传统食养服务的发展。传统食养服务机构和从业者需要根据消费者的需求变化，提供更加符合主动健康模式的饮食指导和服务。

2. 健康食材选择与配比

主动健康模式强调均衡营养和全面营养摄入，传统食养服务在提供饮食建议时需要考虑到不同人群的营养需求，并推荐适当的食材搭配和营养配比。传统食养服务可以结合主动健康模式的理念，为消费者提供更加科学合理的饮食指导。

3. 烹饪技巧和健康烹饪方法的变化

主动健康模式要求避免食物过度加工及少食重口味食物，传统食养服务可以针对这一需求提供更多的健康烹饪技巧和方法。例如，推广低油烹调、水煮、清蒸等健康烹饪方式，以保留食材的营养成分。

4. 健康餐饮和外部配送服务的结合

主动健康模式中，更多人需要便捷、健康的餐饮解决方案。传统食养服务可以创新发展，提供符合主动健康模式要求的餐饮套餐或外部配送服务。这样不仅可以满足消费者的需求，还能促进传统食养文化的传承与发展。

5. 传统食养文化与数字化健康科技的结合

随着数字化健康科技的发展，传统食养服务可以借助智能手机应用、健康监测设备等工具，为消费者提供更具个性化和更加精准的饮食建议，以及提供更加便捷和更具个性化的健康管理支持。通过饮食记录、营养分析、定制化菜单推荐，以及健康监测等功能，个体可以轻松地监测自己的健康状况并得到相应的建议和指导。这种科技的应用使传统食养服务更加实时、精准和可持续，进一步促进了个体的主动健康管理。

6. 传统食养文化的推广与传承

主动健康模式的兴起为传统食养文化的推广和传承提供了契机。传统食养服务可以通过宣传、培训和社区活动等方式，向更多人传递传统食养文化的价值和智慧，引导人们采取主动健康行为。同时，传统食养服务也可以与其他健康机构或平台合作，共同推进相关活动，加强传统食养文化在主动健康模式中的影响力。

二、传统食养理念在主动健康模式中的演化

随着人们对健康的重视和对主动健康的追求，传统食养理念也在不断演化和

发展。传统食养理念强调通过饮食来维持健康，而在主动健康模式中更加注重个体参与和自我管理。通过这些演化，传统食养服务能够更好地满足个体的特定需求，提供全面的健康管理方案，引导人们积极参与自身的健康管理，并在实践中取得更好的效果。

（一）传统食养理念演化为个体定制化

过去，传统食养理念主要关注一般性的饮食原则和营养需求，而在主动健康模式中更加注重个体差异和需求。通过分析个体的身体状况、健康目标和生活方式等因素，传统食养服务可以为每个人制订个性化的饮食计划和膳食，以满足人体特定的营养需求和健康目标。

（二）传统食养理念演化为健康教育和知识传递

在主动健康模式中，传统食养服务机构不仅提供饮食方案，还注重向客户传授健康知识并提供健康教育。通过专业的健康教育师和营养师的宣讲，向个体传递科学、全面、可信的健康知识，帮助人们了解饮食与健康之间的关系，以及如何通过合理的饮食来改善自身健康状况。这种健康教育的模式使得个体能够更加积极主动地参与健康管理，提高对健康的认识和意识。

（三）传统食养理念演化为综合性的健康管理服务

在主动健康模式中，传统食养服务不仅关注饮食，还提供更多的健康管理服务。例如，可以进行定期的健康评估和身体指标监测，实时掌握个体的健康状况和进展。通过这些综合性的健康管理服务，传统食养服务可以更好地了解个体的健康需求，及时发现潜在的问题或风险，并给予相应的调整和建议。

（四）传统食养理念演化为促进健康行为改变的支持系统

在主动健康模式中，传统食养服务不仅提供饮食计划和菜单，还通过定期的跟踪和反馈，帮助个体建立健康的生活习惯和行为。他们能够评估个体的健康进展和食养成果，提供正面的激励和支持，并针对困难和挑战提供有效的解决方案。这种支持系统的建立有助于个体更好地理解和积极参与自身的健康管理，从而实现持久的健康行为改变。

第三节　传统食养的健康实践干预策略

"治疗在药，养生在食，药食同源"。中医不仅治病，其真正价值在于对身体的调养。食疗保健是中华饮食文化与中医学有机结合的一大特色产物。几千年来，我国已逐渐形成了一套具有民族特色的饮食养生理论，在保障人民健康方面发挥了巨大作用。自古以来，人们不断探索，致力寻求科学合理的饮食疗法，以期能实现健康长寿的目标。饮食在这一过程中是不可忽视的重要环节。在五千年中华文化中，饮食文化是很重要的一部分。先民在旷野中寻找食物滋养身体之余，慢慢地体会到不同的食物会对我们的身体产生不同的影响，食物的性味会针对不同的生理和病理状态发挥效用。食物的背后有着无尽的奥妙，每一种食物都有它的"一技之长"，只要巧加利用就能起到养生保健的作用。

一、传统食养的健康实践干预原则

食物和我们的生活息息相关，不仅可以给我们提供营养，而且通过合理搭配，根据不同体质有针对性地选择食物还能带给我们健康。中华传统养生之道特别注重饮食养生，认为我们摄取的食物，经由脾胃消化吸收，通过脏腑而转化成人体的气血精液输布全身，从而滋养了五脏六腑、四肢百骸。但是吃进了食物，并不意味着就补充了营养，在大快朵颐的同时，如果没有注意到食物的适当搭配和养成正确的饮食习惯，就达不到养生的目的。所以养生的关键，不仅在于吃，还要知道怎么吃。

（一）食物多样化，均衡饮食

中国传统膳食讲究平衡，提出了"五谷宜为养，失豆则不良；五畜适为益，过则害匪浅；五菜常为充，新鲜绿黄红；五果当为助，力求少而数"的膳食原则。人每日应吃齐四类食物，即五谷、蔬果、乳类和肉类。这四类食物提供人体每日需要的七大养分，即水分、糖类、蛋白质、脂肪、维生素、矿物质和膳食纤维。均衡的饮食，是指每餐吃齐四类食物里的七大养分，但热量和油脂不能超标，纤维需足量。作为热能的主要来源，五谷和蔬果需摄入足量，维生素和矿物质也不能缺少。

（二）定时定量，食用有节

饮食养生，不仅要注意吸收各种营养，还要做到有规律地进食。药王孙思邈的《千金要方》中记载："使食以时，饥饱得中""每吃不重用"，讲的就是吃饭应定时定量，而不应过量，这对维持胃肠功能，保持其工作的规律性是十分重要的。饮食养生还要讲究"有节"，"节"即中庸适度，不可不及，也不可过及，适可而止。饮食适可而止，处于不饥不饱状态，是养生的基本准则。古人特别强调"食能以时，身必无灾"，也就是说，饮食定时定量与长寿的关系重大。

（三）烹调方式多样

不正确的烹调方式会导致食物中的某些营养素在高温或其他条件下被破坏。如何烹调也是一门学问。烹调得法，不仅能使食物的色香味俱佳，有助食欲，还能减少与防止营养素的损失，做到物尽其用。在制作膳食时，烹调方式宜多样化，多使用蒸、煮、滚、凉拌、微波烹调等方法，减少使用油炸、油煎、盐腌、烟熏、火烤等方法。此外，食品的烹调加工，既要根据食物的特点，更要适应身体状况和所患疾病的需要。例如，对老年人、体弱多病者、孕妇和儿童，最适宜选用蒸、煮、煨、炖等方法烹调的食品。

（四）因异制宜，个性化饮食

由于季节气候、地理区域，以及个体体质、性别、年龄等方面的不同，都会对机体生理和病理状态产生深远影响。因此，在日常饮食上都必须考虑上述的不同情况，区别对待，采取适宜的食养和食疗方法，才能进一步提高养生和食疗的效果，此理念概括为因异制宜。因异制宜包括因时制宜、因地制宜和因人制宜三个方面的内容。

（1）因时制宜就是指根据四时不同季节气候的特点，制订适宜的食养和食疗方案，以适应四季气候的变化。

（2）因地制宜就是根据不同地区的自然环境特点，制订适宜的食养和食疗方案，以适应不同地区的自然环境特点。

（3）因人制宜就是根据不同年龄、性别及个体体质的特点，制订适宜的食养和食疗方案，以适应不同人养生保健的需要，如老年饮食养生、妇女饮食养生及小儿饮食养生的区别等。

二、辨证施膳的实践指导

辨证施治是中医治疗疾病的指导原则，即在临床治疗时要根据病情的寒热虚实，结合患者的体质给予相应的治疗。只有在正确辨证的基础上进行选食配膳，才能达到预期的效果。否则，不仅于病无益，反而会加重病情。此外，在辨证施膳的时候，还必须考虑个人的体质特点。人与人体质不同，身体对食物的反应也不同，根据体质选择适合的食物，方是养生之道。

（一）辨体质食养

体质是指人体禀赋于先天，受后天多种因素影响，在其生长发育和衰老过程中形成的一种在形态结构、心理状态，以及生理功能上相对稳定的特征。这种特征表现为结构、功能、代谢及对外界刺激反应等方面的个体差异性，往往决定着对某些病因和疾病的易感性，以及疾病传变和转归中的某种倾向性。针对个体的体质特征，通过合理的精神调摄、饮食调养、起居调护、形体锻炼等措施，可达到改善体质状态的目的。

1. 平和质（A 型）

（1）常见表现。

阴阳平衡气血调和，以体态适中、面色红润、精力充沛等为主要特征。体形匀称健壮，面色、肤色润泽，头发稠密有光泽，目光有神，唇色红润，不易疲劳，精力充沛，睡眠、食欲好，大小便正常，性格随和开朗，患病少。

（2）食养要点。

平和体质是九种体质中唯一健康的体质类型，但不等于就可以毫无节制地饮食。如果膳食结构不均衡、饮食不合理，就会破坏体内阴阳平衡的状态，日积月累就会导致阴阳失衡。重在维护，以清淡饮食为宜。多吃五谷杂粮、蔬菜瓜果，少食过于油腻及辛辣之物。

（3）可选用食材示例。

①豇豆：豇豆具有理中益气、健胃补肾、调和五脏、调颜养身、生精髓、止消渴、吐逆、泻痢、解毒的功效。豇豆中含有大量的植物纤维，具有润肠通便的作用。

②红薯：《本草纲目》《本草纲目拾遗》等古代文献记载，红薯具有"补虚乏，益气力，健脾胃，强肾阴"的功效，使人"长寿少疾"，还具有补中、和血、暖胃等功能。

③薏米：《本草纲目》中记载，薏米能"健脾益胃，补肺清热，祛风渗湿。炊饭食，治冷气。煎饮，利小便热淋"。冬天用薏米炖猪脚、排骨和鸡，是一道滋补佳品；夏天用薏米煮粥或作薏米冷饮，又是很好的消暑健身的清补剂。

④小米：小米入脾、胃、肾经，有健脾和胃、滋阴养血的功效，可以维持体质平和，每日早晨喝一碗小米粥，有利于促进身体健康。

2. 气虚质（B 型）

（1）常见表现。

气虚体质者经常感觉疲乏、气短，讲话的声音低弱，容易出汗，舌边有齿痕。发病倾向为容易感冒，生病后抗病能力弱且难以痊愈，还易内脏下垂，如胃下垂等。

（2）食养要点。

气虚体质者饮食调养宜选择性平偏温、健脾益气、易消化的食物，可多吃具有益气健脾的食物，如黄豆、香菇、桂圆、蜂蜜等。气虚者多有脾胃虚弱证，因此饮食不宜过于油腻，适合多吃煮、炖的食物，尽量少采用炒、煎、炸等使食物不易消化的烹饪方法。可选择营养丰富的粥、汤、羹类食物，此类食物营养成分易被人体吸收，非常适合气虚体质者，可有效地养元补气。

（3）可选用食材示例。

①粳米：粳米性平、味甘，补中益气。粳米做成的浓米汤营养丰富，有很好的补气作用，粳米粥更有"穷人的参汤"之美誉。《本草纲目拾遗》中称"米油滋阴长力，肥五脏百窍"，因此老年人、妇女产后和病后体弱之人尤其适合食用粳米粥。

②山药：山药性平、味甘，色白入肺、归脾、液浓滋肾，故可以补肺气、补脾气、补肾气，凡是肺气虚、脾气虚、肾气虚的方剂中都常用到山药。山药为补气佳品，最适合气虚体质或久病气虚的人经常食用。

③牛肉：牛肉性平、味甘，有补脾胃、益气血的作用。牛肉的补气作用尤为显著，古代医家就将牛肉的功效等同于中药黄芪。用牛肉炖汤，或用牛肉加大枣炖汤服食，都能补中益气，祛除虚弱，增进健康。

④鸡肉：鸡肉性温、味甘，有温中、益气、补精、养血的功效，无论是气虚、血虚还是肾虚，都适合食用。与雏鸡相比，老母鸡肉多、钙质多，用文火熬汤更具补益功效。民间常用黄芪煨老母鸡给气虚的人食用，补气的效果更好。

3. 阳虚质（C型）

（1）常见表现。

阳虚体质者肉不健壮，时感手脚发凉，胃脘部、背部或腰膝部怕冷，夏天不喜欢吹空调，喜欢安静，吃凉的食物胃会不舒服，容易大便稀溏，小便颜色清且量多，性格多沉闷、内向。发病倾向为易出现寒病，如腹泻、阳痿等。

（2）食养要点。

阳虚体质者宜多吃一些温肾壮阳的食物，宜吃属性温热、具有温阳散寒作用、热量较高且富有营养的食物，宜温补忌清补。寒性食品对阳虚体质的影响较大，寒性食物要少吃。如需食用，一是要量少；二是可以搭配温热性的食物；三是蔬菜尽量不要凉拌生吃，最好是在开水中热烫后吃或者采用炖、蒸、煮的烹调方式。阳虚体质者多脾胃虚弱，故肥甘厚腻的食物不宜多吃。

（3）可选用食材示例。

①生姜：将生姜晒干或烘干后即为干姜。生姜偏于散寒，干姜更有温中回阳尤其是有温暖脾阳的作用，著名古方理中汤即用之。凡阳虚怕冷、脘腹冷痛、四肢不温者皆宜用干姜。

②韭菜：韭菜又称壮阳草，味辛、性温，具有温阳下气、宣痹止痛、散血、降脂等功效。韭菜与适量去皮核桃仁，一起用芝麻油炒熟，适合阳虚肾冷、腰膝冷痛的人食用。

③羊肉：羊肉有温中暖下、益气补虚的作用，是温补的佳品。阳虚的人适合在秋冬季节经常吃，可以起到助元阳、补精血的效果。

④人参：人参性温、味甘微苦，除有大补气血的作用外，兼有温阳补火的功效。"人参，气虚血虚俱能补，阳气虚竭者，此能回之于无有之乡。"大凡阳虚体质者，均宜服食。

4. 阴虚质（D型）

（1）常见表现。

阴虚体质者体形多瘦长，经常感到手、脚心发热，脸上冒火，面颊潮红或偏红，耐受不了夏天的暑热，常感到眼睛干涩，口干咽燥，总想喝水，皮肤干燥，性情急躁，外向好动，舌质偏红，苔少。发病倾向为易患咳嗽、干燥综合征、甲亢等。

（2）食养要点。

长期处于阴虚状态，人的免疫力会减弱，机体就容易衰老。阴虚体质的饮食调理原则是滋阴潜阳。阴虚体质者宜多吃些清补类食物，如甘凉滋润、生津养阴的食物，新鲜蔬菜瓜果或纤维素及维生素较高的食物，以及富含优质蛋白质的食物。阴虚体质之人应注意温燥、辛辣、香浓的食物会伤阴耗液，以少吃或者不吃为宜，如花椒、茴香、桂皮、辣椒、姜、蒜、韭菜、虾仁、羊肉等，忌吃煎、炸、爆炒的食物和脂肪含量过高食物。

（3）可选用食材示例。

①银耳：银耳含有丰富的胶质、多种维生素和氨基酸等营养物质，有滋阴养胃、生津润燥的作用，是最常用的清补食物。肺阴虚和胃阴虚的人，尤其适合食用。

②梨：梨味甘、微酸，性凉，有生津、润燥、清热、化痰的功效。"秋梨膏"即以梨为主要原料，加白糖、蛋清、蜂蜜以及化痰止咳的中药熬制而成。常服对慢性呼吸道疾病有显著疗效，常觉口干舌燥者宜食用。

③鸭肉：鸭肉味甘、咸，性平，能滋阴养胃，是理想的清补之物。阴虚体质者适合吃鸭肉，特别适合有低热、虚弱、食少便干、水肿、盗汗、遗精及女子月经少、咽干口渴的人食用。

④牛奶：牛奶不仅营养丰富，更有滋阴养液、生津润燥的功效。历代医家对牛奶的滋阴作用颇多赞誉，称牛奶能"润肌止渴""滋润五脏""滋润补液"。阴虚体质的人可经常食用。

5. 痰湿质（E型）

（1）常见表现。

痰湿体质者体形肥胖，腹部肥满且松软，容易出汗，经常感觉肢体酸困沉重、不轻松，时常感觉脸上一层油，嘴里常有黏黏的或甜腻的感觉，嗓子老有痰，舌苔较厚，性格比较温和。发病倾向为易患消渴、中风、胸痹等。

（2）食养要点。

痰湿体质者在饮食上宜清淡，宜摄取能够宣肺、健脾、益肾、化湿、通利三焦的食物。痰湿体质的人重在健脾益气、化痰祛湿，应保持饮食清淡，宜多吃冬瓜、白萝卜、薏米、金橘等食物。痰湿体质者应当戒酒，减少肥甘、油腻、滋补、寒凉食物的摄入，如猪肥肉、油炸食品、冰激凌及碳酸饮料等。

（3）可选用食材示例。

①白萝卜：白萝卜有消食、化痰定喘、清热行气、消肿散瘀的功效，痰湿体质者可常食用。但脾胃虚寒的人不适合食用。

②红薯：红薯有补脾和血、益气通便的作用。红薯是低脂肪、低热量的食物，能有效地阻止糖类转化为脂肪，有利于减肥。脾虚之人，可用红薯当主粮经常吃，在煮粥、蒸饭时都可以加入一些。

③金桔：金桔有理气、解郁、化痰、止渴、消食、醒酒的作用，适宜胸闷郁结、不思饮食的痰湿体质者食用。脾弱气虚之人不宜多食。

④白扁豆：白扁豆有健脾化湿、利尿消肿、清肝明目的功效，可以炒熟吃，也可以用白扁豆煮粥吃。白扁豆宜与粳米煮粥，健脾之力更强，对脾胃素虚、食少便溏、夏季泻痢或烦渴者颇有疗效。

6. 湿热质（F型）

（1）常见表现。

湿热体质者面部和鼻尖总是油光发亮，脸上容易生粉刺，皮肤容易瘙痒，常感到口苦、口臭或嘴里有异味，大便黏滞不爽，小便有发热感，尿色发黄，女性易带下色黄，男性阴囊潮湿多汗。发病倾向是疮疖、黄疸等。

（2）食养要点。

湿热体质是以湿热内蕴为主要特征的体质状态，宜食用清利化湿的食物。食物宜清淡，易于消化，常食解毒、健脾、利湿、清火之品。体质内热较甚者，应忌食辛辣燥烈、大热大补的食物。少吃或不吃肥甘、厚腻的食物及温热性食品和饮品，忌烟酒。膳食烹制少用烧烤、煎炸、辛辣火锅等方法。

（3）可选用食材示例。

①绿豆：绿豆能清热解毒、消暑除烦，适合湿热体质的人食用。用绿豆来煮汤，煮到汤色碧绿的时候清热效果最好。绿豆芽也有清热的作用。

②冬瓜：冬瓜能养胃生津、解渴消暑，用鲜冬瓜榨汁喝，可清热消暑。冬瓜加肉、冬菇煨汤，也可以解暑热烦闷。冬瓜中所含的丙醇二酸，能有效地抑制糖类转化为脂肪，加之冬瓜本身不含脂肪，热量低，还可以有助于体形管理。

③空心菜：空心菜有清热凉血、利尿除湿的功效。空心菜含有大量的膳食纤

维，可以帮助胃肠蠕动，有利于人体消化，起到通便排毒的效果。体质湿热者夏季常食用，可清热解暑、除湿排毒。

④苦丁茶：苦丁茶是一种传统的纯天然保健饮料佳品，具有清头目、生津、除烦止渴、消食化痰、利二便、去油腻等作用，适宜齿痛、目赤、口疮、痢疾等湿热比较明显的人饮用。

7. 血瘀质（G 型）

（1）常见表现。

血瘀体质者面色偏暗，嘴唇颜色偏暗，舌下静脉瘀紫，皮肤比较粗糙，有时在不知不觉中会出现皮肤淤青，眼睛里的红血丝很多，刷牙时牙龈容易出血。发病倾向有容易烦躁、健忘、性情急躁等。

（2）食养要点。

血瘀体质者具有血行不畅或瘀血内阻之虞，血瘀体质的人宜多吃、常吃具有活血、散结、行气、疏肝解郁作用的食物，如黑豆、海带、紫菜、莲藕、萝卜、山楂、醋、红糖等。不宜吃收涩、寒凉、冰冻之物，如乌梅、柿子、石榴、苦瓜、花生米等；也不可多吃高脂肪、高胆固醇、油腻食物，如蛋黄、虾、猪头肉、猪脑、奶酪等。女性月经期间慎用活血类食物。

（3）可选用食材示例。

①海带：海带有化痰、软坚、清热的功效，血瘀体质的人食用有助于驱散瘀斑。

②紫菜：紫菜有清热、利尿、软坚散结的功效，适合血瘀体质的人食用。《本草纲目》记载"病瘿瘤脚气者，宜食之"。此外，紫菜也非常适合消化功能减退的老年人食用。加瘦肉同食，营养更均衡。

③红萝卜：中医认为红萝卜有消食、化痰定喘、清热行气、消肿散瘀的功效，血瘀体质的人食用有助于散结、行气。但脾胃虚寒的人不适合食用红萝卜。

④山楂：山楂有活血化瘀的功效，有助于解除局部瘀血状态，可用于血瘀体质者调养。

8. 气郁质（H 型）

（1）常见表现。

气郁体质者体形偏瘦，常感闷闷不乐、情绪低沉，容易紧张、焦虑不安，多愁善感，感情脆弱，容易感到害怕或容易受到惊吓。常感到乳房及两胁部胀痛，常有胸闷的感觉，经常无缘无故地叹气，咽喉部经常有堵塞感或异物感，容易失眠。发病倾向有失眠、抑郁症、神经官能症、乳腺增生等。

（2）食养要点。

气郁体质是气机郁滞不畅的体质状态，易出现精神抑郁、食欲不振等表现。气郁体质者可多食具有滋补肝肾、行气解郁作用的食物。睡前避免饮茶、咖啡等提神醒脑的饮料。少食收敛酸涩的食物，如石榴、乌梅、青梅、草莓、杨桃、酸枣、柠檬、南瓜等，以免阻滞气机，因气滞而血凝；亦不可多食冰冷食物，如冰激凌、冰冻饮料等。

（3）可选用食材示例。

①小麦：小麦有理气解郁、调理脾胃功能的作用。甘麦大枣汤可益气安神，取甘草 15 g，先煎去渣，后入小麦 50 g 及大枣 10 枚同煮，空腹服用。

②荠菜：荠菜有清热止血、清肝明目、利湿消肿之功效。食用荠菜有助于缓解肝火上炎所致的目赤肿痛、头晕目眩等不适。荠菜还富含胡萝卜素，是治疗眼干燥症、夜盲症的良好食物。

③黄豆：黄豆有健脾宽中、益气和中、生津润燥、清热解毒之功效。黄豆中的卵磷脂可除掉附在血管壁上的胆固醇，维持血管壁的弹性，并可防止肝脏内积存过多的脂肪，有利于补虚养肝。

④胡萝卜：胡萝卜有健脾和胃、补肝明目等功效。胡萝卜富含胡萝卜素，在人体内可转化为维生素 A，有补肝明目的作用。

9. 特禀质（I 型）

（1）常见表现。

特禀体质是由于先天禀赋不足或遗传等因素造成的一种特殊体质，包括先天性、遗传性的生理缺陷与疾病、过敏反应等。对外界环境适应能力差，如过敏体质者对易致敏季节适应能力差，易引发宿疾。有的人即使不感冒也经常鼻塞、打喷嚏、流鼻涕，容易患哮喘，容易对药物、食物、气味、花粉、季节过敏。有的人皮肤容易起荨麻疹，或皮肤常因过敏出现紫红色瘀点、瘀斑，皮肤常一抓就红，并出现抓痕。

（2）食养要点。

特禀体质者宜食性质平和、清淡且性偏温的食物，多吃补养肺气的食品，可降低过敏的发生。饮食宜均衡，粗细搭配适当，荤素配伍合理。可根据个体的实际情况制订不同的保健食谱。可多食益气固表的食物，忌生冷、辛辣、肥甘油腻、腥膻发物及含致敏物质的食物，如荞麦、蚕豆、白扁豆、牛肉、鹅肉、鲤鱼、虾、蟹、辣椒、酒、浓茶、咖啡等。

（3）可选用食材示例。

①苹果：苹果有健胃、生津、润肺的作用，常食苹果可改善呼吸系统和肺功能，减缓对外界环境的过敏反应。苹果中富含粗纤维，可促进肠胃蠕动，协助人体顺利排出废物，减少有害物质对皮肤的危害。

②莲子：莲子有养心安神、益肾固精、健脾止泻的作用，善于补五脏不足，能使血脉通畅。特禀体质的人常食莲子可增强身体免疫力，提高对外界环境的适应能力。

③花生：花生不仅能补中益气，还可补脾、肺，适合特禀体质的人食用。花生与大枣配用能补脾、益气、止血，对脾虚血少、贫血等病症有一定疗效。

④山药：山药为补气佳品，其色白入肺、味甘归脾、液浓滋肾，可补肺气、脾气、肾气。特禀体质的人经常食用山药可补元气，增强身体免疫力。

（二）顺时食养

顺时食养是中医学养生理论和方法的重要原则。人与自然界关系密切，而人作为自然界的一种生物和一个个体，那就必须要与自然界相适应。自然界有自己的运行规律，在不断运动变化。人为了适应自然运行规律，也形成了体内气血盛衰、阴阳消长的顺应性变更，养生也应该顺应四季作出相应的调整，进而实现机体内外环境的统一。

1. 春季食养

（1）春季食养原则。

春季在四季之中居于首位，春归大地，万象更新，阳气升发，冰雪消融，万物苏醒。中医认为，春天是阳气上升的季节，需要养阳气，要多吃温性食物，如葱、大蒜、韭菜等。同时，春天是养肝护肝的好季节，春天的饮食应少酸多甘，以舒肝气养脾气；应多吃绿色蔬菜等富含叶绿素、叶酸、多种维生素和细菌抑制因子的食物，以补阳杀菌，提高免疫力，有效帮助身体排毒，增强肝脏的解毒能力。

春困是春天的一个普遍现象，主要是由于天气变暖，人体毛孔开发、皮肤血流量增加，大脑血液供应相对减少，以致表现出精神不振和困倦状态。多吃些黄绿色蔬菜可以缓解此类现象。春天也是儿童生长发育的一个高峰季节，要注意多吃些含钙量高的食物。另外，中老年人也要注意补钙，以维持人体的正常生理需求。

（2）春季宜食用食物。

①春笋：春笋味甘、性寒，有利九窍、通血脉、化痰涎、消食胀的功效。春笋含有丰富的植物蛋白以及钙、磷、铁等人体必需的营养成分，特别是纤维素含量很高，常吃有助消化、防便秘的功能。竹笋虽然一年四季都有，但以春笋最为鲜美。一般来说，清明前后是吃春笋的最佳时期。

②韭菜：韭菜性温，促进生发，清明前后最肥嫩。在春季食用韭菜能起到祛阴散寒的作用。

③马齿菜：又叫马齿苋、长寿菜。它富含蛋白质、脂肪、硫氨酸、核黄素、抗坏血酸等各种营养物质，具有清热解毒、凉血止血的功效。

④甘蔗：《本草纲目》中称甘蔗为"脾之果"。甘蔗有清热、生津、润燥的作用，其味甘入脾，故能助脾气，适宜春暖季节食用。

2. 夏季食养

（1）夏季食养原则。

春去夏来，暖春季节阳气上升且温暖，进入酷夏则阳气炽盛，人常带暑热汗湿、烦闷之劳而度日生息。夏季膳食宜素淡以健脾胃，节食酸味以通利运化，少食滋腻以防湿热，可适当多食味苦之物以清热解暑，同时助心气且制肺气，此乃应季节进食而健身益体之法。夏季养生食材以略凉性的蔬菜为主，夏天出产的蔬菜瓜果，如西瓜，很多都是偏凉的，所以容易增加身体的消化负担，宜多用辛辣调味，如生姜、花椒。所以在凉拌菜里面常常会放花椒或辣椒，这样我们夏天吃这些菜，有辛辣调味，才能保持身体健康。

夏季不宜贪冰凉、生冷，以免湿热瘀滞于经脉，生冷热炙蕴结于脏腑，以致诱发夏痢。老人、儿童及体质较弱者，对冷热刺激反应较大，更不可贪凉。

（2）夏季宜食用食物。

①绿豆：绿豆性凉、味甘，能清热解毒、消暑除烦，是夏季最好的祛暑食物。用绿豆来煮汤，煮到汤色碧绿的时候清热效果最好。绿豆芽也有清热的作用。

②苦瓜：苦瓜性寒、味苦，有清火消暑、明目解热的作用，最适合夏季烦

热、口渴多饮，甚至中暑发热时吃。把苦瓜用水焯一下，然后切片，热炒也可，凉拌亦适宜。用苦瓜煮汤当饮料喝也有消暑、祛热、止渴的效果。

③冬瓜：冬瓜性凉、味甘，有养胃生津、解渴消暑的作用。用鲜冬瓜榨汁喝，可消暑解热。冬瓜加肉、冬菇煨汤，也可以解暑热烦闷。

④莲藕：莲藕性寒、味甘，有消暑、清热、除烦、解渴等功效。鲜藕洗净切成片，加适量白糖，一起煮汤喝，可以防暑。

3. 秋季食养

（1）秋季食养原则。

秋高气爽，秋天是宜人的季节，但气候渐转干燥，日照减少，气温渐降，草枯叶落，花木凋零。秋季人会出现一些口、鼻、咽喉、皮肤干燥等秋燥反应，最易出现咳嗽的症状，所以饮食要注意养阴润肺，多吃平和的食物。秋季也是多种多样的瓜果蔬菜成熟的季节，人们可以多吃些应季的蔬菜水果，补充足量的营养元素，以增强身体的免疫力，预防疾病的发生。

另外由于夏季人们贪吃凉冷食物，人的脾胃还未恢复，"贴秋膘"要适度，减少油腻、辛辣食物。老年人和脾胃虚弱者要多食温热、软的食物，如粥类等。

（2）秋季宜食用食物。

①银耳：银耳有润肺、生津、润燥、益气、养阴等功效。银耳富含天然特性胶质，正适合秋冬季滋润而不腻滞的滋养特点，经常食用能养阴清热、润燥补脾、益气清肠，还可以润肤、祛斑。入秋后，肺虚体弱的人更适宜吃银耳。

②枸杞子：枸杞子性平、味甘，能滋补肝肾、养阴润肺、益精明目、养血。秋天泡茶喝最好。枸杞子还有很好的抗疲劳和降血压的作用。

③梨：梨香甜可口，肥嫩多汁，有清热解毒、润肺生津、止咳化痰等功效。可生食、榨汁、炖煮或熬膏，对秋季容易发作的肺热咳嗽、支气管炎等都有较好的治疗效果。

④白萝卜：白萝卜性凉、味辛甘，可消积滞、化痰热、下气贯中，对调理脾胃有较好的作用，所以有"秋后萝卜赛人参"之说。常吃白萝卜，对秋季常见的消化不良、咳喘多痰、咽喉肿痛等疾病也有辅助治疗作用。

4. 冬季食养

（1）冬季食养原则。

冬季严寒凝野，朔风凛冽，阳气潜藏，阴气盛极，草木凋零，蛰虫伏藏，自然界的动植物采取冬眠状态养精蓄锐，为来春生机勃发做好准备。冬天在《黄帝内经》中的总论是"闭藏"，"闭藏"顾名思义就是要保留、储藏、收摄，也就是在神志上不要过度外耗，身体的能量要尽量保存，所有的活动要以不消耗能量且纳藏为原则。冬季饮食对正常人来说，应当遵循"秋冬养阴""无扰乎阳"的原则，既不宜生冷，也不宜燥热，最宜食用滋阴潜阳、热量较高的膳食。冬季是进补的最佳时节，此时脾胃机能旺盛，是营养物质积蓄的最佳时机，正合冬藏之意。

冬季应该多吃些根茎类蔬菜，如胡萝卜、百合、莲藕、山芋等，因为蔬菜的根茎中含无机盐较多，可以帮助人增强抗寒能力。补充钙元素也可以提高机体的抗寒能力，所以要多吃些虾皮、花生、牛奶等含钙高的食物。冬天蔬菜较少，需食物多样化，吃些应季蔬菜如土豆、胡萝卜等以补充维生素。老年人由于生理功能差，新陈代谢慢，所以更容易怕冷，饮食应以温补为主。

（2）冬季宜食用食物。

①羊肉：羊肉是补阳之代表食物，其性温、味甘，不但可以增加热量、抵御风寒，还能增强机体的抵抗力和抗寒能力，是益气补虚、开胃益精、抵御风寒之妙品，是冬季良好的滋补之物。

②黑木耳：黑木耳性平、味甘，有补气、益智、生血的功效，对贫血、腰腿酸软、肢体麻木有较好的食疗功效。黑木耳还含有较多的微量元素如维生素 B_1、维生素 B_2、胡萝卜素、卵磷脂、钙、铁等，有防止血液凝结、预防心脑血管疾病、缓解大便干结的作用。

③芝麻：芝麻能提供人体耐寒的必要元素，其富含的蛋氨酸可以通过转移作用，提供一系列适应寒冷所必需的甲基。寒冷天气使人对体内蛋氨酸的需求量增大。因此，冬季可多摄取含蛋氨酸较多的食物，如芝麻、葵花籽等。

④核桃仁：核桃仁有润肠、补肾、温肺定喘的功效，对肾虚、尿频、咳嗽等病症都有疗效。核桃仁中的脂肪主要是亚麻油酸，能在干燥的冬天滋润肌肤、乌黑头发。核桃仁还含有丰富的 B 族维生素和维生素 E，可帮助抗氧化、健脑、增强记忆力及延缓衰老。

第四节　传统食养服务的创新策略

随着人们对健康和养生意识的不断增强，传统食养服务作为一种满足个体健康需求的重要手段，也需要不断创新来适应时代的发展。传统食养服务在适应主动健康模式的过程中，需要不断创新和发展，旨在满足个体的需求并提供更全面、更具个性化的服务，促进个体改善整体健康状态，实现健康目标。

一、主动健康模式下传统食养服务的创新营销策略

随着主动健康模式的兴起，传统食养服务需要采取创新的营销策略来吸引和满足个体的需求，这些创新营销策略将有助于推动传统食养服务在主动健康模式下的发展。

（1）品牌定位与差异化：传统食养服务可以通过明确的品牌定位来突出其独有的特性和优势。例如，强调传统食材、健康饮食文化、个性化服务等，与其他餐饮竞争对手区分开来。这样的差异化定位有助于吸引目标客户群，并建立起品牌在市场中的价值和认可度。

（2）数字化营销策略：传统食养服务可以利用数字化平台和社交媒体来扩大影响力和覆盖范围。通过建立专业网站、开设社交媒体账号、在权威媒体发布有价值的内容和资讯，以及进行在线广告推广等手段，吸引更多的潜在客户，并增加品牌的曝光度和知名度。同时，还可以利用数据分析技术来了解目标客户的需求和偏好，以及市场趋势和竞争对手的情况。通过收集和分析数据，传统食养服务可以制订更准确地营销策略，提供更符合客户需求的产品和服务，从而增强市场竞争力。

（3）个性化服务体验：传统食养服务可以通过提供个性化的服务体验，满足个体对于健康饮食的需求和期望。例如，为客户提供定制化的食谱、私人厨师或营养师的咨询服务、在线健康评估等，以及根据个体反馈来调整和优化服务。

（4）网络社区建设：创建一个网络社区，让个体之间能够分享经验、交流意见、互相支持和学习。这样的社区可以通过在网站或社交平台上开设专门的论坛、群组等形式来实现。通过积极参与社区活动，传统食养服务可以增加用户认同感，提高品牌忠诚度。

（5）寻求合作与联盟：传统食养服务可以与其他相关行业进行合作与联盟，共同推广健康生活方式。例如，与健身俱乐部、医疗机构、健康产品供应商等合作，开展联合营销活动或提供优惠套餐。这种合作可以扩大品牌影响力、增加市场曝光度，并吸引更多潜在客户。

（6）健康意识教育：主动健康模式强调个体的健康自主权和责任，因此传统食养服务可以通过开展健康意识教育活动来提高目标客户的认知和理解。例如，在线研讨会、健康讲座、健康教育课程等形式的活动，可以帮助客户了解传统食养的重要性，并促使他们主动选择传统食养服务。

（7）口碑营销：传统食养服务可以通过提供优质的服务和满意的客户体验来获得口碑效应。建立良好的口碑能够带来口耳相传的宣传效果，吸引更多的潜在客户。因此，传统食养服务应注重客户满意度，积极回应客户反馈，并鼓励客户分享他们的正面经历。

（8）坚持持续创新：在主动健康模式下，传统食养服务需要不断创新以保持竞争力。这包括引入新的餐谱、开发新的健康产品、提供新的服务方式等。通过持续创新，传统食养服务可以吸引更多的目标用户，满足他们不断变化的需求和期望。

二、社交媒体与数字平台在传统食养服务中的应用

随着社交媒体和数字平台的兴起，它们已成为传统食养服务发展中不可或缺的重要工具。这些平台提供了丰富的互动和传播渠道，使传统食养服务能够更广泛地传播和推广，与目标用户进行有效的沟通，能使目标客户清晰了解更多个性化和便捷的服务。

（1）品牌宣传和推广：社交媒体和数字平台提供了各种宣传和推广品牌的机会。通过创建专业的品牌网页或账号，传统食养服务可以展示自己的理念、价值观和服务特色，吸引用户关注并建立品牌认知。同时，传统食养服务平台可以发布有价值的内容如健康饮食贴士、烹饪视频等，吸引更多人参与和分享，扩大品牌影响力和知名度。

（2）个性化服务和营销：社交媒体和数字平台可以收集用户的数据并反馈，从而使传统食养服务更加清楚市场需求。通过分析用户的健康需求、喜好和行为模式，可以向用户提供定制化的饮食计划、营养建议和健康指导。此外，通过社

交媒体的互动功能，传统食养服务可以与用户进行实时沟通，实时回答问题、解决疑惑，提供及时的支持和帮助。

（3）知识普及和教育：社交媒体和数字平台为传统食养服务提供了一个广泛传播知识和教育的渠道。通过发布有关传统饮食、养生方法等的文章、视频等内容，传统食养服务可以向用户传递与健康相关的知识，提高他们对健康的认知和理解。同时，通过举办在线研讨会、直播讲座等活动，可以进一步加深用户对传统食养的了解，并提供实用的实践技巧。

（4）社区建设和用户互动：社交媒体和数字平台也提供了社区建设和用户互动的机会。传统食养服务可以通过创建专属的社群或论坛，让用户之间可以相互交流、分享经验和知识。这种互动可以帮助用户建立社交支持网络，获得他人的鼓励和支持，在食养实践的过程中更加积极和坚持。同时，传统食养服务可以通过社交媒体和数字平台收集用户的反馈和意见，了解他们的需求和偏好，进一步改进和优化产品与服务，提升用户体验满意度。

（5）在线销售和配送：社交媒体和数字平台为传统食养服务提供了一个直接的销售渠道。通过创建网上商城或与电商平台合作，传统食养服务可以更方便地向用户销售食材、营养品和相关产品。同时，通过物流合作服务，传统食养服务可以提供便捷快速的配送服务，确保产品及时送达用户手中。

三、传统文化和饮食习惯的融合创新

传统文化和饮食习惯是一个国家或地区独特的文化符号，代表了人们的价值观、生活方式和社会习俗。全球化的时代，传统文化和饮食习惯面临着很多挑战和变化。为了保护和传承传统文化，并且满足现代人的饮食需求，我们需要采用创新结合传统文化和饮食习惯的模式。

（1）传统文化与现代科技的融合：利用现代科技手段，例如 VR、AR、智能设备等，将传统文化和饮食习惯融入现代生活中。通过 VR 技术，人们可以身临其境地体验传统餐厅的氛围和菜肴的味道，这对于保护和推广传统文化具有积极意义。

（2）文化交流与推广活动的开展：举办传统文化和饮食节、文化展览、讲座等活动，邀请专家、学者和艺术家分享他们的研究成果和经验。通过社交媒体平台，推广传统文化和饮食习惯的知识和故事，吸引更多人参与其中，从而增加人们对传统文化和饮食习惯的认同感和兴趣。

（3）创新菜单与烹饪技巧的融入：在保持传统菜肴的基础上，进行改良与创新。将现代元素与传统菜肴相结合，尝试新的调味方式和食材搭配，以满足现代人对口味和营养的需求。同时，提供传统饮食培训班，让厨师和餐饮从业人员学习烹饪技巧和菜肴创新的方法，提高他们对传统文化和饮食习惯的理解和传承能力。

（4）政府支持与保护措施的加强：政府和相关机构应制定相关政策和法规，保护传统文化和饮食习惯的独特性和纯正性。应限制外来饮食文化的过度渗透，并保护传统菜肴的品牌名称和原料使用方法。同时，提供经济支持和设置奖励制度，鼓励餐饮企业和厨师创新传统菜肴，提升传统文化和饮食习惯的活力并助推其发展。

（5）教育与培训的重要性：教育是传承和弘扬传统文化和饮食习惯的关键环节。学校和教育机构应将传统文化和饮食习惯纳入课程内容，让学生了解和尊重自己的文化传统。组织学生参观传统农田、工艺品制作坊和名人故居等，亲身感受传统文化和饮食习惯的历史沿革和背后的故事。同时，建立传统文化和饮食习惯的研究机构和团队，深入研究和挖掘传统文化与饮食习惯之间的关系，为其传承和创新提供学术支持。

通过以上各种创新方法的综合运用，我们可以有效地结合传统文化和饮食习惯，从而保护和传承传统文化，同时也满足现代人对食物和饮食的需求。这不仅可以促进传统文化的发展，也可以增加人们对传统文化的兴趣和认同感。在全球化的背景下，传统文化和饮食习惯与创新结合的模式具有重要意义，可以使传统文化继续在现代社会中焕发新的活力和魅力。

四、新兴技术和平台促进传统食养服务创新

为了推动传统食养服务的发展和创新，我们可以利用新兴技术和平台来提升服务质量、提供个性化定制，并增加用户体验感。在利用新兴技术和平台促进传统食养服务的创新方面，可以考虑以下五个关键点。

（1）智能化餐饮系统：借助物联网和智能设备的发展，可以打造智能化餐饮系统，实现传统食养服务的自动化和智能化。例如，通过智能厨具和传感器，可以监测食材的质量和烹饪过程中的温度、湿度等参数，确保菜肴的口感和健康

度。同时，结合 AI 和大数据分析，系统可以根据用户的偏好和营养需求，推荐适合的传统食养菜单，并提供个性化的服务。

（2）移动应用和在线平台：随着智能手机的普及和网络的发展，移动应用和在线平台成为推动传统食养服务创新的重要工具。通过开发移动应用，用户可以随时随地浏览菜单并下单、预订和评价传统食养套餐。同时，在线平台可以连接传统食养服务提供商和消费者，提供信息交流和分享的平台，推动传统食养文化的传播和交流。

（3）大数据和 AI 技术：利用大数据和 AI 技术，可以实现对用户的健康数据和食物摄入情况进行分析和挖掘。通过收集用户的健康指标、饮食习惯等信息，系统可以为用户提供个性化的传统食养建议，并根据用户的反馈和健康数据变化进行动态调整。此外，通过大数据分析，还可以发现传统食材的营养特点和健康功效，为菜单设计和配方优化提供科学依据。

（4）跨界合作和文化交流：在推进传统食养服务创新的过程中，跨界合作和文化交流是不可或缺的。传统文化机构、餐饮企业、厨艺培训机构等可以共同合作，举办传统食养主题活动，推广传统菜肴和烹饪技巧，促进传统食养文化的传承和发展。同时，与其他国家和地区的传统饮食文化进行交流和合作，也可以进一步丰富传统食养服务的内容和形式。通过跨界合作，可以将不同地域的传统饮食文化融合，创造出更多新颖的传统食养菜肴和体验，满足消费者对饮食多元化和创新的需求。

（5）社交媒体和在线社区：借助社交媒体和在线社区的力量，可以扩大传统食养服务的影响力和传播范围。传统食养服务提供商可以积极利用社交媒体平台，分享菜单、健康知识和传统文化相关的内容，与用户进行互动和交流。同时，在线社区可以成为传统食养爱好者之间的交流平台，在此平台他们可以分享经验、交流观点，共同推动传统食养服务的创新和发展。

总的来说，利用新兴技术和平台促进传统食养服务的创新是一项具有重要意义的工作。通过智能化、定制化、个性化的方式，可以提升传统食养服务的品质和用户体验。同时，跨界合作、文化交流、社交媒体和在线社区等都是推动传统食养服务创新的关键要素。通过综合运用这些创新方法，我们可以实现传统食养服务的创新发展，促进传统文化的传承和保护，并满足人们对健康饮食的需求，让更多人受益于传统饮食文化服务。

第五节 传统食养服务与主动健康的融合

传统食养服务与主动健康模式的融合不仅可以促进传统食养文化的传承和发展，也能满足现代人对全面健康的需求。通过结合现代科学和传统食养，推动跨学科合作与知识共享，可以为个体提供更全面、科学、个性化的健康服务，引领健康管理的新时代。

一、主动健康模式下的营养干预与传统食养的对接

在主动健康模式下，个体的积极参与和自我管理是健康达成的关键。营养干预作为重要的健康管理手段之一，在传统食养服务中扮演着重要角色，可以与主动健康模式深度融合，共同促进个体的健康管理与提升。传统食养服务可以通过提供符合主动健康理念的饮食方案和营养建议来支持人们的健康目标。在营养干预中，传统食养可以为个体提供适当的能量摄入、满足营养素和食物多样性需求，促进身体健康和平衡。

（1）个性化的饮食方案：在主动健康模式的指导下，传统食养服务可以依据个体的健康数据和健康目标，制订个性化的饮食方案。传统食养服务注重食材的选择、搭配和烹饪方式的调整，以达到平衡营养、增强身体功能、预防疾病和延缓衰老的效果。在主动健康模式中，个体通过主动监测和记录自己的生活习惯、饮食摄入、运动情况等数据，以便更好地了解自己的健康状况。传统食养服务可以利用这些数据来评估个体的营养需求，制订符合主动健康理念的个性化饮食方案和营养建议。个体可以根据这些建议，自主选择适合的食材、菜谱和烹饪方法，实现健康目标。

（2）健康监测与数据分析：传统食养服务可以与主动健康模式中的科技应用和健康监测设备结合。现代科技的发展为个体提供更便捷、准确的健康监测手段。传统食养服务可以与智能手环、智能血压计等设备进行对接，获取个体的实时健康数据，并根据这些数据调整饮食方案和营养建议。通过科技与传统食养的结合，个体可以更加准确地了解自身健康状况，及时采取适当的营养干预措施。

二、传统食养服务如何适应主动健康模式

随着主动健康模式的兴起，个体对参与自我管理健康的需求日益增加。传统食养服务需要适应这一趋势，并相应地调整和改进自身服务内容和方式，以便更好地满足个体的健康需求。传统食养服务作为一种营养管理和干预方式，可以通过以下几个方面来适应主动健康模式，更好地满足个体的健康需求。

（1）强调个体的主动性：传统食养服务可以通过提供更多的健康信息和知识，鼓励个体主动参与和管理自己的健康。例如，提供健康知识库、在线健康问答平台等，让个体能够主动获取有关营养、健康饮食等方面的信息，并根据自身需求进行选择和决策。

（2）提供个性化的服务：在主动健康模式下，个体的需求和健康目标各不相同。传统食养服务可以通过采集个体的健康数据和生活习惯，提供个性化的饮食建议和指导。个体可以根据自身情况和目标，制订适合自己的饮食方案，并进行相应的营养干预。

（3）引入科技支持：主动健康模式倡导使用科技工具来监测和管理健康。传统食养服务可以与健康监测设备、智能手机等科技产品进行对接，帮助个体收集和分析自身健康数据。通过与科技的结合，传统食养服务可以提供更准确、实时的健康信息，并根据个体的数据进行个性化的营养干预。

（4）注重教育和培训：在主动健康模式下，个体需要掌握一定的健康知识和技能。传统食养服务可以通过举办健康讲座、在线培训课程等形式，向个体传授相关的健康知识和技能，帮助他们更好地理解主动健康模式的理念，并学会如何进行有效的营养干预。教育和培训的目的是让个体具备自我管理和作出健康决策的能力。

（5）强调持续跟进与支持：主动健康模式强调持续的健康管理和个体的参与。传统食养服务可以与个体建立长期的合作关系，定期跟进和评估个体的健康状况，并根据评估结果进行调整和优化营养干预方案。通过持续的合作和跟进，传统食养服务可以提供个体所需的健康管理支持，帮助他们实现健康目标。

（6）利用社交媒体和数字平台：传统食养服务可以利用社交媒体和数字平台来扩大影响力和接触面，与个体进行互动和交流。通过创建专业的品牌网页或账号，传统食养服务可以向个体展示专业知识和服务特色，吸引用户关注并建立品

牌认知。同时，传统食养服务平台可以定期发布有关健康饮食、营养干预等方面的内容，提供实用的健康建议和技巧，与用户进行互动和交流。这样，个体可以随时获取健康信息并获得传统食养服务的支持和指导。

（7）跨行业合作：为了更好地适应主动健康模式，传统食养服务可以与其他相关领域的专业人士进行跨行业合作。例如，与医生、健康教育专家、运动教练等合作，共同为个体提供综合性的健康管理服务。通过跨行业合作，传统食养服务可以更全面地满足个体的健康需求，并提供更优质的营养干预服务。

总之，传统食养服务要适应主动健康模式，需要引导个体的主动参与和决策，定制个性化的营养干预方案，借助科技支持实现精准的监测和指导。同时，重视健康教育与培训，以及跨行业合作与综合管理。多元化地发展传统食养服务才能够更好地满足个体的健康需求，提供专业、有效的营养干预，并帮助个体在主动健康模式下实现健康的长期管理。

第六节　构建主动健康传统食养服务体系

宏观营养学证明，健康和疾病与食物选择、膳食结构、个体生活方式等多膳食模式因素关系密切。《国民营养计划（2017—2030 年）》支持大力发展传统食养服务，以满足休闲、运动、健身、减肥、旅游等处于不同环境条件与生活方式的各类人群营养健康需求，鼓励全面探索传统食养文化，加快新型食疗保健食品等相关产品、技术和服务的研发与上市。该计划以市场需求和反馈为导向，推动创新融合，实现营养与健康的差异化、多元化、个性化的融合与发展。

一、构建主动健康传统食养服务体系的可行性分析

在发展主动健康模式下的传统食养服务之前，进行可行性研究是至关重要的。通过对现有资源、技术和市场需求的评估，可以确定是否适合推进该模式，并为之后的建设方案提供指导。

（一）资源评估

在进行传统食养服务的推进之前，需要评估各种资源是否具备推进主动健康

模式的基础条件。这些资源包括人力资源、物质资金、信息技术支持以及相关机构和专业人员的参与度。具体包括以下内容。

（1）人力资源评估：评估是否有足够的人力资源来支持传统食养服务的运行和管理，包括餐厅工作人员、烹饪师、营养师等。

（2）物质资金评估：评估项目所需的物质资金是否能够满足需求，包括建设和装修场地、购买设备和食材、管理费用等。

（3）信息技术支持评估：评估现有的信息技术系统是否能够支持主动健康模式下的传统食养服务，如电子点餐系统、在线预订系统、健康评估系统等。

（4）相关机构和专业人员的参与度评估：评估是否有相关的机构和专业人员愿意参与并支持传统食养服务，如政府部门、社区组织、营养学专家等。

（二）技术可行性评估

在主动健康模式下发展传统食养服务时，需要调研并评估前沿的信息科技在该方面的可行性。具体包括以下内容。

（1）移动应用：探索利用移动应用开发个性化的饮食建议和健康监测功能，使用户能够根据自身需求得到定制的食谱和餐单推荐。

（2）智能设备：评估智能设备在传统食养服务中的应用潜力，以提高烹饪效率和饮食质量。

（3）大数据分析：探索利用大数据分析技术，对用户的饮食习惯、营养需求等进行分析，为用户提供更加科学的饮食建议。

（三）市场需求评估

在制定后续的建设方案之前，需要调研并评估市场上对传统食养服务的需求情况，以及消费者对个性化定制、便捷性和科学性的期待。同时还需要了解消费者对信息科技在健康领域的接受程度。具体包括以下内容。

（1）市场需求调研：通过市场调研方法，了解目标群体对传统食养服务的需求和意愿，包括他们对饮食健康的关注程度以及消费能力、对个性化定制和便捷性的期待等。

（2）消费者期望分析：分析消费者对于传统食养服务的期望。例如，对菜品种类与口味的要求、对餐厅环境的舒适性，以及对服务质量和价格的考量等。

（3）科技接受度调查：调查消费者对于信息科技在健康领域的接受程度，包括他们是否愿意使用移动应用、智能设备等技术手段来获取个性化的饮食建议和健康监测。

二、构建主动健康传统食养服务体系的建设方案

在主动健康模式下建立传统食养服务体系的过程中，制定科学合理的建设方案至关重要。制定建设方案是推进主动健康模式下的传统食养服务的关键一步，应考虑到资源利用、技术应用、服务内容和运营机制等各方面，确保传统食养服务在主动健康模式下顺利推进和实施。

（一）资源整合与合作伙伴

在建设主动健康模式下的传统食养服务体系时，需要整合现有的资源，并与相关机构和公司建立合作关系，共同推进项目的建设发展。这些资源包括传统食养专业机构、相关从业人员（如餐厅工作人员、烹饪师、营养师等）以及信息科技公司。

（1）传统食养专业机构：与传统食养专业机构合作，借鉴并学习他们的专业知识和行业经验。

（2）相关从业人员：吸纳相关从业人员参与项目。例如，餐厅工作人员、烹饪师和营养师等，确保传统食养服务的品质和专业性。

（3）信息科技公司：与信息科技公司合作，利用其技术和平台来支持移动应用和智能设备的开发，以实现个性化的饮食建议和健康监测系统。

（二）技术应用和平台建设

基于技术可行性研究的深入分析，将选择合适的信息技术和平台，进行相应的技术应用和平台建设。这一举措将涵盖移动应用开发、智能设备的集成与优化等核心领域，以支持个性化的饮食建议和健康监测，为用户提供更加便捷精准的服务体验。

（1）移动应用开发：基于移动应用开发相应的功能，如个性化的饮食建议、健康监测和点餐预订等。

（2）智能设备应用：利用智能设备来提高烹饪效率和饮食安全性，如智能厨

具和智能饮水机等。

（3）数据分析平台建设：建立数据分析平台，对用户的饮食习惯、营养需求等进行分析，并提供科学的饮食建议。

（三）服务内容

主动健康模式下的传统食养服务模型应包括诊断评估、膳食设计和监测评估等环节，以确保个体得到全面的健康管理和营养指导。同时将根据用户的需求和个体差异，提供个性化的定制服务，以满足不同人群的健康需求。

1. 营养诊断评估

通过收集个体的健康信息、饮食习惯和生活方式等数据，对其进行全面的评估和分析。这一过程不仅依赖于高效的工具和问卷，以便精准捕捉个体的身体状况、营养缺乏和潜在风险因素，还可使用食物频率问卷、24 小时回顾法以及计算机软件等工具来进行营养评估。诊断评估还应考虑个体的文化背景和生活环境，以确保个性化的服务和有效的健康管理。通过诊断评估，可以全面了解个体的健康状况、饮食习惯和生活方式等，为后续的膳食设计和监测评估提供基础数据和依据。

2. 膳食设计

膳食设计是主动健康模式下传统食养服务模型的核心环节之一。它基于个体的健康目标、需求和诊断评估的结果，通过制订适当的膳食计划、增加特定营养素的摄入等方式实现个性化的营养干预。以下是膳食设计的一些重要步骤和考虑因素。

（1）确定能量和营养需求：根据个体的年龄、性别、身高、体重、活动水平和特殊情况，如孕妇、哺乳期妇女、老年人等，确定适宜的能量和营养素摄入标准。可以使用国家或国际上公认的营养参考标准，如膳食指南或食物金字塔等作为指导原则。

（2）饮食结构优化：在制订膳食计划时，要注意合理安排各类食物的摄入比例和数量。主食、蔬菜水果、蛋白质和脂肪等应保持适当的平衡。根据个体的健康状况和目标，可能需要增加某些营养素的摄入或限制某些不良的饮食习惯。

（3）多样化食材选择：选择丰富多样的食材，包括谷物、豆类、肉类、鱼类、蔬菜、水果、坚果等，确保提供全面的营养素，满足个体的营养需求。同时，要尊重个体的口味偏好和文化背景，提供符合其喜好的食物选项。

（4）合理烹饪方式：在膳食设计中，要选择健康的烹饪方式，如蒸、煮、炖等，以保留食物中的营养成分。避免过多使用油炸、烧烤等高温处理方式，减少不健康的脂肪和致癌物质的摄入。

（5）特殊群体需求考虑：对于慢性病患者、孕妇、老年人等特殊群体，需要根据其特定的营养需求进行个性化的膳食设计。这可能包括限制某些食物或增加特定的营养素摄入。

3. 监测评估

监测评估是主动健康模式下传统食养服务模型的另一个重要环节。它通过定期对个体的饮食习惯、身体指标和健康状况进行监测，评估膳食计划的效果并及时调整。以下是监测评估的一些关键步骤和方法。

（1）饮食记录：个体可以通过日记记录或手机应用等方式，记录自己每日的饮食摄入情况，包括食物种类、食物量、进食时间等信息。饮食记录可以帮助评估个体的膳食质量和摄入量，便于发现潜在的问题和不足之处。

（2）体重和身体指标监测：定期进行体重的测量和身体指标的监测，如血压、血糖、血脂等，帮助评估个体的健康状况和膳食计划效果。

（3）营养素摄入评估：使用营养计算软件或专业工具，对个体的营养素摄入进行评估。比较实际摄入与推荐摄入标准的差异，判断膳食计划是否满足个体的营养需求并及时调整。

（4）反馈和沟通：与个体进行定期的沟通和交流，了解其反馈和需求。个体可以分享自己的经验和困惑，并得到针对性的支持和建议。同时，也可以通过问卷调查或面对面访谈等方式，收集个体的满意度和改进建议。

（5）调整和改进：根据监测评估的结果和个体的反馈，及时调整膳食计划，如增加某些营养素的摄入，减少不健康饮食习惯，或者改变烹饪方式等。监测评估可以帮助实施者了解个体的健康情况，及时发现问题并提供必要的干预措施。

（四）运营机制与监控评估

建立运营机制，能确保传统食养服务体系的正常运行和持续改进。同时设置监控评估指标，对服务质量和用户满意度进行监测和评估，以及时调整和优化服务内容和运营策略。

（1）运营机制建设：建立有效的餐厅管理和服务流程，包括菜品选择、烹饪流程、餐厅环境等，以确保传统食养服务的质量和安全性。

（2）监控评估指标：设定关键的监控评估指标，如用户满意度、反馈率、饮食健康指标等，通过数据分析和用户调查反馈，对服务质量进行监测和评估。

（3）持续改进：根据监控评估结果，及时调整和优化服务内容和运营策略，以提升用户体验和满意度。

三、主动健康传统食养服务体系的实际应用

主动健康传统食养服务体系的实际应用是主动健康模式下传统食养服务模型的核心环节。在这一步骤中，膳食专家和健康管理人员将根据个体的需求和目标，实施膳食指导、健康管理和营养干预等措施，以促进健康管理并预防慢性病的发生。

（一）小范围试点测试

选择合适的目标群体和场景，进行小范围的试点测试。这包括提供传统食养服务的移动应用、智能设备等工具，并收集用户数据和反馈，评估服务效果和用户满意度。

（1）目标群体和场景选择：根据前期市场调研和需求分析，选择适合的目标群体和场景进行试点测试。如可以选择特定年龄段的人群或某一社区作为试点对象。

（2）移动应用和智能设备应用：根据之前的技术应用和平台建设，开发相应的移动应用和智能设备应用系统，给用户带来前所未有的传统食养服务的便捷和个性化体验。

（3）数据收集和评估：通过用户使用移动应用和智能设备的数据收集，如饮食记录、健康指标监测等，以及用户的反馈和评价，对服务效果和用户满意度进行评估。

（二）推广

根据试点测试的结果，逐步推广和推进主动健康模式下的传统食养服务，扩大服务覆盖范围，吸引更多用户参与，并持续改进和优化服务内容，以及用户体

验感。

（1）推广策略和渠道：制定推广策略，选择适当的渠道进行宣传和推广。例如，利用社交媒体、健康平台等。

（2）服务覆盖范围扩大：逐步将传统食养服务推广到更多的地区和人群中，提供更广泛的服务覆盖范围。

（3）持续改进和优化：根据不同地区和用户的反馈，持续改进和优化服务内容和用户体验，以提升服务质量和用户满意度。

（三）用户反馈和意见收集

建立用户反馈和意见收集机制，定期与用户沟通交流，了解他们对传统食养服务的需求和评价，根据反馈进行相应的调整和改进。

（1）用户反馈机制建立：建立用户反馈渠道，如在线调查表、设立用户反馈邮箱等，鼓励用户提供意见和建议。

（2）定期与用户沟通交流：定期组织用户交流会议或线上讨论，与用户深入交流，了解他们对传统食养服务的需求、体验感和存在的问题，并及时解决用户所提出的意见和建议。

（3）调整与改进：根据用户反馈和意见收集的结果，进行相应的调整和改进。如优化菜谱推荐算法、改善移动应用界面设计等，以满足用户的需求并提升用户体验感。

四、主动健康下传统食养服务效果评估

主动健康模式下的传统食养服务效果评估是十分重要的，其能够为了解服务的实际效果和影响提供依据和指导。通过对健康管理效果、营养状况、健康行为改变，以及满意度等方面进行评估，可以全面了解服务的成效，并为改进和优化服务提供有力支持。评估应该采用科学客观的方法和指标，持续进行，并及时更新结果，以确保服务的质量和可持续发展。

（一）健康管理

这是主动健康模式下的传统食养服务的核心目标之一。通过对个体的健康状况、生活方式及饮食习惯等进行全面评估，并制订个体化的健康管理计划。评估

应关注以下几个方面。

（1）健康指标改善：评估个体身体指标的变化情况，例如体重、血压、血糖、血脂等，以了解是否达到了预期的改善效果。

（2）疾病发病率预防：评估个体慢性病的发病率和复发率是否得到有效控制，对比分析接受传统食养服务的群体与未接受该服务的群体之间在慢性病的发病率和复发率上是否有显著降低。

（3）生活质量提高：评估个体在健康管理过程中的生活质量变化，如身体感受、精神状态、社交参与度等方面。

对于健康管理效果的评估，可以采用定量和定性相结合的方法。定量数据包括个体身体指标的测量结果，通过统计分析来判断健康管理改善情况的显著性；而定性数据则是通过个体的主观反馈或者生活日记等方式收集，以了解个体在服务过程中的体验和感受。

（二）个体的营养状况评估

传统食养服务模型注重通过膳食指导和营养干预来改善个体的营养状况。因此，对个体的营养状况进行评估是非常重要的。

（1）营养摄入评估：评估个体的膳食摄入情况，包括能量、宏观和微量营养素的摄入量是否符合推荐标准。可以使用膳食记录、营养调查问卷等方法收集个体的膳食信息，并利用营养计算软件或数据库进行分析。通过比较个体的实际摄入与推荐摄入量的差异，可以评估个体的营养状况。

（2）营养缺乏或过剩评估：评估个体是否存在如维生素、矿物质、蛋白质等营养缺乏或过剩的问题。

（3）营养知识和行为改变评估：评估个体对于营养知识的掌握程度以及在实际生活中的营养行为改变情况。可以通过问卷调查、访谈等方式了解个体对于服务提供的膳食指导的理解和应用情况，以及是否有意识地改变了饮食习惯和偏好。

（三）健康行为改变评估

主动健康模式下的传统食养服务旨在通过引导个体形成积极健康的行为习惯，从而实现健康目标和预防疾病。因此，对个体的健康行为改变进行评估同样十分重要。

（1）运动行为改变：评估个体运动量的改变情况，如每周运动次数、运动时长、运动强度等。可以通过问卷调查、运动记录等方式收集数据，了解个体在服务实施后是否增加了运动的频率和强度。

（2）不良习惯改变：评估个体是否成功戒除不良习惯，如吸烟、饮酒过量等。通过问卷调查、访谈等方式获取个体是否改变不良习惯的信息。

（3）生活方式改变：评估个体是否改变了不健康的生活方式，如饮食结构、睡眠质量、压力管理等方面。可以通过定期的问卷调查或访谈了解个体是否有意识地改变了生活方式，并养成更健康的生活习惯。

（四）满意度评估

了解个体对于传统食养服务的满意度是评估效果的重要一环。通过调查问卷、访谈等方式，收集个体对于服务的反馈和意见，以评估服务质量和服务满意度。通过满意度评估，可以了解个体对于传统食养服务的整体评价和客户认同感，为服务提供者提供改进和优化提升的方向和指导。满意度评估可以包括以下四个方面。

（1）服务内容和质量：评估个体对于膳食指导、营养干预等具体服务内容的满意程度，包括是否得到了有效的帮助和支持、服务过程中的沟通和交流是否顺畅等。

（2）服务效果和成果：评估个体对于健康管理效果、营养状况改善及健康行为改变等方面的满意程度，是否达到了个体预期的效果。

（3）服务体验和体贴度：评估个体对于服务过程中感受到的关心和关注程度，是否满意服务团队的态度和友好性。

（4）反馈和建议：收集个体对于服务的意见和建议，以便服务提供者进行改进和优化。

（五）评估过程中注意事项

在主动营养健康中，我们也应该注重传统的食养服务的发展，借助传统的饮食文化和养生方法，实现营养健康的目标。在主动健康模式下，我们可以继续发展和创新传统食养服务，将其与科技手段相结合，提升服务效果和用户体验。通过研究和整合传统饮食文化和现代营养科学，我们可以开发出更加符合个人需求和健康目标的食养方案。同时，也可以结合新型主动健康营养服务产品和前沿信息科技，将传统食养服务与信息科技融合，提供更全面、更便捷和更具个性化的服务。评估过程中，需要注意以下五点内容。

（1）设定评估指标和目标：明确评估的目的和所关注的指标，以便有针对性地收集数据和进行分析。根据具体的评估目标，确定适当的定量和定性指标，并确保其与服务模型的目标一致。

（2）数据采集方法：选择合适的数据采集方法，包括问卷调查、膳食记录、生理测量等，以获取评估所需的信息。同时，要确保数据的真实性、准确性和可靠性。

（3）数据分析和解释：对收集到的数据进行分析和解释，以了解评估结果的含义和影响。使用适当的统计方法和工具，比较不同群体之间的差异、变化趋势等，得出客观的评估结论。

（4）综合评估结果：将各项评估指标的结果综合起来，形成一个整体评估报告。应该注意权衡各项指标的重要性和影响程度，并提供建议和改进意见。

（5）定期更新和持续评估：评估是一个持续的过程，应该定期更新数据和评估结果，并根据新的健康指标调整评估参数。这样可以及时发现问题、改进服务质量，并确保服务的持续性和有效性。

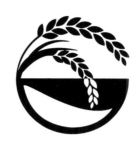

第六章

新型营养主动健康服务产品

随着主动健康理念的兴起、市场对个体营养与健康需求的反馈，以及主动健康产业的发展，新型营养主动健康服务产品应运而生。营养主动健康产业不再局限于传统的营养品提供，主动发现、科学评估、积极调整、促进健康的主动健康理念逐渐成为共识并向社会各界推进。主动健康强调对于个人及群体的健康问题需要早筛查、早评估、早干预，而相应的营养主动健康服务产品则需要有更高的专业性、更强的针对性及更个性的设计，从而满足人们对于主动健康筛查、评估、干预的多元化需求。

新型营养主动健康服务产品包括营养健康产品和主动健康产品供应服务，其中营养健康产品包括科学膳食产品、健康食品、智能穿戴设备等。新型营养主动健康营养服务产品相较于传统的营养产品，它们有专业的医疗机构或营养医师作为产品研发的专业理论支撑。这些产品结合用户在医疗机构中得到的营养筛查、评估及诊断结果，提出专业性的干预意见，并由此代入主动健康产品的供应服务。第三方营养产品供应中心据此提供针对性的、个性化的产品推荐。同时，通过结合智能穿戴设备，可使用户在医院外亦可继续监测记录健康相关数据，这些数据也可以在之后的诊疗及第三方健康服务时，为营养干预和日常饮食生活习惯的调整提供依据，实现院内院外全过程的营养健康指导及服务。

第一节　基于主动健康对营养健康产品的需求

一、我国居民营养现状与营养健康食品需求

随着时代的进步和社会经济的发展，人们对于健康的认知以及要求也随之提高。2016 年 10 月，中共中央、国务院印发关于《"健康中国 2030" 规划纲要》，

明确了"以提高人民健康水平为核心，以体制机制改革创新为动力，以普及健康生活、优化健康服务、完善健康保障、建设健康环境、发展健康产业为重点，把健康融入所有政策，加快转变健康领域发展方式，全方位、全周期维护和保障人民健康"，明确了我国现阶段对于人民健康在各个环节的要求及需求，而营养健康产品则是影响人民健康的重要环节之一。随着健康生活意识的不断提升，人们从被动的疾病医疗逐渐转变成主动地追求健康，因此对如何吃得健康、吃得营养也有了更多需求。

1. 社会健康需求激增

中国目前正加快进入老龄化社会进程，60岁以上人口超过2.6亿，超过总人口的18%。同时，人们亚健康状况普遍存在，且有青年化趋势。老年人、中年人和青年人的健康问题，以及婴幼儿的营养需求，导致市场对营养保健食品的需求巨大。新冠疫情对于全球的经济与全民健康打击巨大，也让人们深刻意识到了"健康""营养"和"疾病预防"在日常生活中的重要性，对自身的健康有了更多的关注，对大健康产品与服务的需求进一步增加。"优化营养健康服务、完善营养健康制度、建设营养健康环境、发展营养健康产业"是提高全民营养健康水平的重要环节，也是《国民营养计划（2017—2030年）》的重要组成内容。在这样的时代背景下，"健康中国"战略被赋予了划时代意义。随着"健康中国"战略的实施，准确、快速、便捷地获取满足个体营养健康需求的食品成了越来越多消费者的诉求。据统计，2020年中国营养健康食品市场规模超过8000亿元，中国已成为仅次于美国的全球第二大健康食品消费市场。

2. 营养健康食品的发展

营养健康食品指的是具有食品的功能，并且还有生物活性成分或者其他的营养素存在于其中，可以对人体生理功能进行强化，对营养进行改善，促使健康水平提升的食品。我国营养健康食品得到快速发展是在改革开放以后，受到国际营养健康食品市场的影响，我国食品工业得到了快速发展，而市场需求也为这一产品的发展带来了良性循环。与20世纪60年代不同，现今人们不再满足于简单的"以食果腹"这一基本需求，而是愈发关注食品的营养健康，从而确保自己拥有一个健康营养的饮食方式。基于市场的供需情况和当下的消费结构，可以预见我国营养健康食品的发展将会走向一个新高度。目前，营养健康食品的市场正在不断拓宽，营养健康食品的种类也在日渐丰富。随着人民对健康有了更深的认识以及消费理念有了巨大的改变，我国对于营养健康食品的需求呈上升趋势。这一需求与其他需求不同，这一需求的满足需要具备一定的专业理论知识才能得以实现，即需要有专业人士的指导。只有在专业人士指导下的主动健康才能有效提升人民的营养健康，也更有利于促进该类产品市场的良性发展。

营养健康食品的需求增长有着其客观上的必然性。

（1）国际市场发展带来的影响。在20世纪80年代，市场中涌入了大量的假冒伪劣产品，对于保健功能食品的信誉造成了严重的影响，消费者的购买热情也遭到了伤害。日本相关部门采取相应的规范化措施对当时充斥着虚假广告的产品进行了大力整顿，建立了严格的产品审核体制。同时，简化审核制度，改善了消费者对于营养健康食品的消费观念，将消费者的热情给充分激发了出来。生产者通过相关政策节省生产和经营成本，从市场需求和成本两个主要因素入手，使健康食品产业得到了显著的发展。

（2）我国医疗费用的高速增长。相较于20世纪90年代我国医疗费用增长了将近80倍。目前，我国居民医疗支出约占人均总费用55%，高医疗费用对人民群众构成了沉重的经济负担。因此，提升全民健康水平、有效预防疾病的发生，为人民及社会带来巨大的经济及社会收益。为了减少医疗费用开支，各类营养健康食品的大力发展成了一项至关重要的措施，营养健康食品的发展势在必行。

（3）食物成分的改变。随着食品生产行业及社会的发展，我国的农业种植、养殖方式，以及土肥结构发生了很大的改变，在一定程度上影响了食物的营养成分。据相关数据，2000年测定的蔬菜中维生素C的含量比1963年的测定量明显降低，其中菠菜降低了79%，油菜、茼蒿降低了60%，白菜降低了49%。

（4）食物加工方式的改变。目前的食物加工方式也会对食物的营养成分造成影响，如酸、碱、氧、添加剂等物质的添加，加热、精加工等方式都会造成食物营养成分的破坏或含量降低，还存在整体营养素含量不平衡的问题。因此，居民的营养均衡目标在无干预情况下很难得到实现。

3. 我国居民存在的营养健康问题

近年来，全国相关调查结果也反映了目前我国居民营养状况存在的问题。《中国居民营养与慢性病状况报告（2020年）》对2015年至2019年新一轮的中国居民慢性病与营养监测结果进行报告。报告显示，近年来，随着"健康中国"建设和健康扶贫等民生工程的深入推进，我国营养改善和慢性病防控工作取得积极进展和明显成效，居民体格发育与营养不足问题持续改善，城乡差异逐步缩小，居民健康意识逐步增强，部分慢性病行为危险因素流行水平呈现下降趋势，重大慢性病过早死亡率逐年下降，因慢性病导致的劳动力损失明显减少，提前实现了2020年国家规划目标。但我国居民仍面临几个突出的营养问题，主要体现在以下三个方面。

（1）居民不健康生活方式仍然普遍存在。膳食脂肪供能比持续上升，家庭人均每日烹调用盐和用油量仍远高于推荐值，而蔬菜、水果、豆及豆制品、奶类消费量不足。

（2）居民超重肥胖问题不断凸显，慢性病患病和发病率仍呈上升趋势，高血压、糖尿病、高胆固醇血症、慢性阻塞性肺疾病等患病率和癌症发病率与2015年相比有所上升。

（3）部分重点地区、重点人群，如婴幼儿、育龄妇女和高龄老年人面临重要微量营养素缺乏等问题，需要引起关注。结合《中国居民营养与健康状况监测报告（2010—2013）》的结果，均表明虽然国民的健康意识在不断提高，但是随着生活水平的提高以及生活方式的改变，许多在以往已存在的问题正在不断加重，并出现了当代背景下的新问题，如何改善居民的营养状况、解决存在问题及如何利用营养健康产品进行合理营养干预变得尤为重要。

4. 聚焦精准需求与科技创新

目前营养健康食品已被纳入新保健品重点开发，即针对患者临床医疗营养需求和特殊环境下劳动者保护需求，重点推进抗衰老产品、膳食补充剂、营养强化食品、功能食品和特殊医学用途食品。重视知识产权和创新发展，挖掘传统民族医药理论，通过现代技术手段创新和发展中国营养健康食品产业，为特定或不同受众开发有系统、有计划的产品集群，将现代科技创新技术与营养失衡、劳累致伤、环境污染或食品安全致健康不足等问题相结合，提高科技创新发展水平，促进中国营养健康产品的发展。

二、数字化时代背景下的营养主动健康管理需求

当前我国数字科技蓬勃发展，为应对逐年攀升的慢性病发病率，满足人们对健康寿命的需求，现代营养学作为主动健康的核心元素也逐步进入数字化时代，2021年，WHO发布《2020—2025年全球数字健康战略》，将数字健康定义为"开

发、使用数字技术以改善健康水平的相关理论与实践"。数字营养的理念应运而生——将物联网、AI、大数据等数字化技术应用于营养调查与评估、监测、管理、教育、科研等领域，服务于个体精准营养的实践需求。而在这一数字化时代背景下，如何实现个体化的精准营养成为社会各界更为迫切的需求，并设定了更高的标准。这促使营养膳食及各类型营养健康食品更为准确地被所需人群、个体选择，从而有针对性、高效地满足个性化的营养健康需求，真正实现全民主动健康。

1. 智能可穿戴设备的发展与应用

智能可穿戴设备又称智能可穿戴计算机，是指将传感器、无线通信、多媒体等技术嵌入人们直接穿戴在身上的便携式医疗或健康电子设备中，在软件支持下感知、记录、分析、调控、干预甚至治疗疾病或维护健康状态。可穿戴设备最早出现于20世纪60年代，"可穿戴式设备之父"史蒂夫·曼恩开始对可穿戴计算机进行研究并运用到各行各业，还成功地将可穿戴技术运用到人们的日常穿戴中。21世纪，在信息计算机技术发展的推动下，可穿戴技术才真正开始发展壮大。Google Glass、Apple Watch的问世向大众传达了可穿戴设备将成为未来趋势的理念，在众多的可穿戴设备中，功能涵盖了人们的社交生活、娱乐、健身、导航等方面，其中主动健康管理无疑是需求最确定、功能最具革命性的一种。主动健康管理倡导从被动的疾病治疗转变为主动地管理健康的方式，达到节约医疗费用支出、维护健康的目的。随着人们对自身健康的关注度提高，可穿戴医疗设备有更加广泛的需求基础，健康医疗设备就会成为必需消费品。中国的整体医疗卫生支出水平较低，随着生活水平的提高，医疗保健支出比重稳步上升。在我国，可穿戴产品设计的研究虽然起步比较晚，但在政府的大力扶持和众多学者的不懈努力下，这一新兴技术得到了快速发展，并取得了丰硕的研究成果。

2. 智能可穿戴设备市场需求分析

导致我国对于智能可穿戴设备的需求量剧增主要有以下几个因素。

（1）老龄化加剧，空巢老人比例增加。据统计65岁以上老龄人的患病率约是15～45岁青壮年的3～7倍。中国不断加剧的老龄化趋势是医疗保健增长的基础，随着空巢化趋势上升与独居老人增多，能够实现远程实时监控的智能可穿戴医疗设备需求量也在不断增加。国务院办公厅2011年发布的《社会养老服务体系建设规划（2011—2015年）》指出，中国人口老龄化加速发展，老年人口基数大、增长快并日益呈现高龄化、空巢化趋势，预计 2020—2050 年中国进入加速老龄化阶段。根据全国老龄工作委员会办公室的调查结果显示，目前我国城市老年人空巢家庭（包括独居）的比例已达到 49.7%，大中城市老年人空巢家庭（包括独居）比例更高达 56.1%。独居老人增多、人力成本上升是导致能够实现远程实时监控的可穿戴智能医疗设备需求量增加的一个重要因素。

（2）慢性病年轻化，患病时间长，服务需求大。根据 2012 年卫生部发布的《中国慢性病防治工作规划（2012—2015 年）》公布的数据，慢性病发病人数快速上升，确诊患者达 2.6 亿人，是重大的公共卫生问题。影响群众身体健康的慢性病主要有心脑血管疾病、恶性肿瘤、糖尿病、慢性呼吸系统疾病等，慢性病导致的死亡已经占到我国总死亡率的 85%，导致的疾病负担已占总疾病负担的 70%。当前我国已经进入慢性病的高负担期，具有"患病人数多、医疗成本高、患病时间长、服务需求大"的特点。调查发现，35 ~ 65 岁的人群正在成为慢性病的高发群体，其中超重和肥胖、血脂异常、脂肪肝以及高血压等疾病的发病率呈明显上升趋势，发病年龄日益年轻化。疾病发生之前，通常会经历一系列"生理异常"阶段，通过对亚健康指标的监测可以提早发现慢性病，有利于治疗。可穿戴医疗能够让患者（用户）管理自己的疾病，得到及时的帮助。因此，对于任何一个慢性病领域而言，聚集上百万的活跃且专注的用户是完全有可能的，这些用户的临床数据存在巨大的商业价值和社会价值。

（3）健康管理需要，避免住院治疗。可穿戴智能医疗设备能够协助患者进行设计科学的个性化健康管理，通过检查指标来纠正功能性病理状态，从而有效中断病理改变过程。合理的慢性病管理，能够显著减少急诊访问和住院治疗次数，节约医疗费用和人力成本。在全球范围内针对移动医疗服务效果的临床研究显示，出院后的远程监护可将患者的全部医疗费用降低 42%，同时将患者再次就医时间间隔延长了 71%，有效降低住院时间的 35% 等。患者期待移动医疗设备能够帮助他们全盘管理健康，并希望能够获得有用信息。经济学智库的一项调查显示，患者对于移动医疗项目中付费意愿最高的是收集病情数据并发送给医生，从而促进与医生更好地交流。

3. 智能可穿戴设备的类别

2017 年国务院发布了《关于促进和规范健康医疗大数据应用发展的指导意见》，鼓励科研人员将可穿戴设备设计思维应用到数字医疗的理论研究和实践中，推动高质量医疗和智能可穿戴的发展。2014—2020 年全球智能可穿戴设备进入快速发展期，学者们在可穿戴产品设计方面，已经开始朝着电子智能化的方向发展，主要以人工智能、物联网、感应分析、智能计算等技术领域的研究为重点，并且以"运动健身""医疗健康"等作为主要研究对象进行详细的应用研究。目前的智能可穿戴设备主要分为消费级智能可穿戴设备和医用级智能可穿戴设备。

（1）消费级智能可穿戴设备主要面向大众市场，通过对运动量、心率、呼吸睡眠、热量消耗、体脂测量等健康指征进行监测，实现用户的自我健康管理。这类穿戴设备种类繁多、形态多样，涵盖了手环、手表等智能构象设备，到健康、亚健康等各种非主流商品形式。这些产品技术门槛较低，受众范围较广。

（2）医用级智能可穿戴设备开发使用较成熟的主要包括慢性病监测和干预治疗两类。相对于消费级智能可穿戴设备，慢性病监测类智能可穿戴设备专注于某一特定的慢性病病种，拥有相对专业的监测数据和预警能力，能够满足相应的慢性病患者群体的日常就医需求，尽管大部分仍充当着健康管家的角色。干预治疗类智能可穿戴设备针对糖尿病、高血压、心力衰竭等慢性病治疗领域，可用于间歇性震颤监测系统、人工胰腺系统等。这类设备大大缩短诊疗流程，节省医疗费用。此外，干预治疗类智能可穿戴设备在神经系统康复护理、骨科术后康复的应用中，采用步态监测、关节活动度监测、关节支撑以及机械外骨骼设备等追踪与分析，提高了患者移动能力，缩短康复时间。同时评价人体的运动、健康、术后康复疗效，为患者提供强大的运动姿态支持。当前，干预治疗类智能可穿戴设备，以国外企业产品为主，国内企业很少，且尚处在初级阶段。

4. 未来与展望

在"老龄化"和"物联网"的时代背景下，智能可穿戴产品将极大地影响老年人的生活，未来针对老年人的可穿戴产品设计的研究方向将沿着突破与创新展开，进一步改变单一工作模式，探索可穿戴智能产品的系统模型。未来，医疗、健康、运动领域的智能可穿戴产品设计将逐渐成熟，可穿戴产品设计的差异化将会变得更加明显，但其应用范围将会越来越广，对提升用户体验、产品品质具有重要的现实意义。

第二节　营养健康产品的研发

进行营养健康产品研发必须建立在充分全面的市场调查基础之上，需要明确拟研发产品的针对人群以及市场、个人、群体对于该类产品的需求情况。营养健康产品的目标人群包括老年人、儿童、青少年、孕妇、哺乳期妇女及慢性病人群等。鉴于中国庞大的人口基数，以及在不同地区饮食、生活习惯与环境的显著差异，要研发出有针对性的营养健康产品，需要进行大量的市场调查。这包括市场需求调查和个体需求调查。

市场需求前期通过观察法有目的、有计划、系统地对该行业进行调研，可以更加清楚地了解整体行业市场现状，准确分析行业的市场分布，分析预测该类产品、服务的市场容量大小，判断该产品的市场前景和未来发展趋势。同时，通过向目标人群发放问卷调查了解其对产品和服务的需求，例如，目前市场相关产品销售情况、消费者喜好、价格感受等，从战略高度总体把握新产品研发的方向。此外，运用实验法对调研所得资料进行数据整理分析，研究方案的可行性，为新产品研发提供有力的保障。

在营养健康产品领域中，食品作为目前的主流产品，主要包括科学膳食产品和健康食品两类，覆盖目标人群广泛。鉴于中国人口众多以及不同地区饮食、生活习惯与环境都有较大差异，要研发出有针对性的营养健康食品，除完成市场调查，还应同时对产品拟销售地区的上述人群进行个体需求调查。这些调查应包括个体营养状况评估、生活方式调查、膳食调查等，以确定其健康需求。同时，结合所调研的市场需求结果，共同作为产品研发的参考依据。此外，除了目标用户主观提出的需求，作为营养健康产品这一特殊的产品定位，我们还应从专业的角度发掘用户并未主观意识到或认知到的自身营养需求。为此，利用营养主动健康服务中心的信息平台，在确保用户信息安全的前提下，通过获取并分析用户的健康数据，以此来了解每位用户的个体化营养健康需求，并提供对应的个性化营养健康管理建议。

一、科学膳食产品的研发

针对目前城市居民的膳食结构不合理、营养素摄入不足等健康问题，通过日常的膳食干预将会对个体的健康带来极大改善，并能整体提升居民的健康水平。这一过程使人们直观地了解到适合自己的健康膳食方式，不断促进居民健康素养的持续提升。特定消费人群，如糖尿病、高血压及冠心病等患者，可通过选择摄入合适的食物，以控制疾病进一步发展。这些常见慢性病都需要将科学膳食做到日常化，将科学膳食融入日常生活之中，才能实现与疾病和平相处。

1. 研发流程

（1）人员配备。产品的研发工作，需要成立相应的产品项目组，配备相应的研发人员、营养专业人员、市场销售人员、财务人员等。

（2）参考指南。科学膳食产品的研发需参考《中国居民膳食指南（2022）》《中国居民膳食营养素参考摄入量（2023版）》等营养专业领域权威指南、社会共识，同时兼顾糖尿病、高血压、冠心病等各类慢性病人群的营养治疗原则。这一过程由营养专业人员拟定相应的科学膳食配方库，将配方交由第三方中心进行科学膳食产品管理共同完成开发与生产。

（3）样品设计。进行样品的设计与制作，需在拟定样品的研发周期前提下进行研发工作。在膳食产品研发的过程中需考量膳食的外观、口感、口味、加工和烹饪方式，以及产品的包装设计等，确定这些方面需要进行详细的产品市场调查。市场调查可通过问卷调查的形式以明确用户对膳食产品的偏好、消费行为、消费感受等，并对同地区同类型产品的市场规模、市场发展趋势、市场竞争情况以及用户需求情况等进行详细分析，从而在主观的问卷调查和客观的市场需求中明确膳食产品设计的拟定产品方案。

（4）膳食配比。在膳食产品的膳食制作过程中，以及最终成品的各营养素总量和比例，需要确保与配方相符、与产品功能定位相一致，这一过程需要由营养专业人员进行配方和品质把控。同时，产品生产流程的精简化和高效化、工艺的制定以及主要原材料的选用等也是需要在生产方案中进行考虑的因素。工艺是实现产品的技术要求，工艺设计的好坏直接影响成品的品质。原材料的评估角度主要包括由品质、成本、生产操作便利性、仓储的便利性等，以上因素决定了产品生产的成本控制和产品的品质稳定性。通过总结研发过程中的问题反馈，制作出兼顾观赏、美味和功能性的样品，最终确定膳食产品的配方及生产方案。

2. 科学膳食产品的研发过程需要进行小试、中试和小批量试生产

（1）小试是根据拟定的产品方案进行探索性设计，通过适度放大生产规模，

在拟定的环境条件下进行生产。此阶段对设备的要求并不严格，允许使用同类型器件代替，且规模很小，易于操作。小试的目的是获取工艺参数和理论依据，为后续中试作准备。

（2）中试指为了使拟定的膳食产品产业化，减少转化风险，提高转化率，进行的批量放大试生产、试营销、试使用的过程。小试成熟后才能进行中试，这一阶段聚焦于研究工业化生产工艺和设备选型，为工业化设计提供依据。这个过程的目的在于验证、改进、完善实验成果，消除各种不确定性因素，取得可靠的数据，使之与其他相关技术匹配、与生产实际相符合、与社会需要相一致，从而使新技术顺利应用到生产中，将新产品成功推向市场。随后进入小批量试生产。

（3）小批量试生产是从小试实验、中试到工业化生产必经的过渡环节。产品批量生产前，安排使用所有正式生产工装、过程、装置、环境、设施和周期来生产适当的小批量产品，以验证产品设计的合理性和产品的可制造性，之后便可进行产品的正式生产。在这一过程中，对于需要注意膳食配方中具有季节性的食材，如蔬菜和水果，应进行及时的配方调整。科学膳食产品须以健康环保为出发点，必须符合国家食品质量和安全相关的法律、法规及标准，整个生产流程需保证有序、规范，并做好产品的质控，定期抽检。

3. 产品的上市规划

产品通过中试后，研发人员将产品说明、包装尺寸提供给市场销售人员，相关人员根据情况通知广告包装专业人员开始进行产品包装设计。同时，研发中心在产品中试完成后提供产品配方给财务人员，由财务人员对产品进行定价。如市场销售人员不能认同试销产品的定价，可由三方共同进行协商解决。市场销售人员可根据情况安排对新产品进行品尝、调研。研发人员可根据市场反馈的品尝、调研情况对产品工艺和配方进行微调，对相关的技术文件进行修改，并将修改后的工艺文件下发。同时，市场销售人员需制订相应的产品推广策略。这一过程中需要明确产品的定位，即产品的形象定位和功能定位。为实现这一目标，需要通过全方面、多角度的推广形式，涵盖新闻发布和线下、线上的促销活动、网络互动及平台软文宣传等。除以上普通产品的推广模式外，科学膳食产品还可以通过科普宣传的形式增强与目标用户的互动沟通，加强市场对产品的深入了解，提高用户对科学膳食产品的认知度。在产品正式上市后仍需要定期进行产品的跟踪与优化，定期收集用户反馈和进行用户问卷调查。在此过程中更进一步了解用户更深层次的需求，通过用户的实际使用反馈，在营养专业人员的配合下不断地进行产品的优化。

4. 具体实施

在具体的实施过程中，确保科学膳食产品能够实现规范、科学精准且个性化地配比与制作，是决定了科学膳食产品研发后如何广泛在人群中实施和推广的关键性问题。相关食品标准的出台更有助于科学膳食产品的良性发展，也能帮助科学膳食产品在人群中的有效推广。

随着人们健康意识的增强，普通家庭对科学膳食产品的需求显著增加，然而大多数人对自身具体的营养健康需求可能并不了解。同时，行业普遍的专业度不足问题，意味着科学膳食产品的门槛相对较低，竞争愈发激烈，用户特点分散且没有针对性。目前，我国市面上涌现了如控卡轻饮食、"16＋8"轻断食等健康膳食产品形式，但是多数产品在具体的膳食配方上却仍缺乏营养专业人员的品质把控。因此，也未能给用户带来切实有效的受益，也不利于科学膳食产品产业的发展。针对特定人群的营养健康管理，由于专业度较高，用户需求也更明确。随着科学膳食产品的不断细化分类，用户可以选择到更具有针对性的产品，实现科学膳食产品发展和用户健康营养管理的双向良性循环。

二、健康食品的研发

健康食品作为营养健康食品的种类之一，具有一般食品的共性，其原材料也主要取自天然的动植物。这类食品利用先进生产工艺，将其所含丰富的营养成分、作用发挥到极致，从而能调节人体机能，是适用于有特定功能需求的相应人群食用的特殊食品。利用现代高新技术研发的健康食品，既有整体调节的作用，又有激发机体防御系统的功能，还可避免化学药品的毒副作用。健康食品与营养膳食产品在执行功能上不同，可作为三餐外的营养补充，也可以作为特殊人群的日常主要营养支持，可配合营养膳食产品在多角度、全方位地满足各类人群的生活营养需求。

1. 配方设计

健康食品的研发首先需要进行产品的方案设计，即确定产品概念及定位，将产品构思具体化，确定产品的功能、适合人群、外观性状、制作加工方法、使用原料、产品特点、合理价格区间、产品名称等，让目标人群能一目了然地识别出新产品的特征。同时也需要进行配方设计，所谓配方设计是根据产品的性能要求和工艺条件，通过试验、优化、评价，合理地选用原辅材料，并确定各种原辅材料的用量配比关系。进行配方设计需要熟悉原料的性能、用途及相关背景、营养食品添加剂的特点及使用方法，并明确产品制作需要掌握的相关工艺。

配方的设计一般分为主体骨架设计、调色设计、调香设计、调味设计、品质改良设计、防腐保鲜设计、功能营养设计等七个步骤。

（1）主体骨架设计主要是主体原料的选择和配置，可形成健康食品最初的形态，健康食品主体骨架设计的主体原料是根据各种食品的类别和要求，赋予产品基础骨架的主要成分，体现食品性质的功用。主体原料的选择必须符合的要求：①卫生性和安全性；②营养和易消化性；③贮藏耐运性；④整齐的外观；⑤良好的风味；⑥方便性和快捷性。在实际设计过程中，对主体原料的量化通常采用倒推法，先设定主体原料的添加量，在此基础上确定其他辅料的添加量，对于主体原料在食品中所占的具体比例，要在最终配方设计完成时才能确定，其中对主体原料量化的关键是处理好主体原料与辅料的比例问题。

（2）健康食品讲究色、香、味、形，首先要关注的就是色泽。食品的色泽作为食品质量指标越来越受到食品研究开发者、生产厂商和消费者的重视，对营养食品调色设计要注意以下五点：①使用符合相关食品安全规定的着色剂；②根据食品的特性和加工工艺选择适当的食品着色剂；③根据产品的形态，选择适当的添加形式；④根据营养食品的销售地区和民族习惯，选择适当的拼色形式和颜色；⑤健康食品的调色方法要严格按照国家对着色剂的规定进行；⑥控制食品加工工艺。

（3）食品的调香设计就是根据各种香精、香料的特点结合味觉嗅觉感受，取得香气和风味之间的平衡，以寻求各种香气、香料之间的和谐。对于食欲不好或者需要一些健康食品作为营养补充的用户，满足用户喜好的调香可以帮助人们更好地进行营养干预。食用香料的使用要点如下：①要明确使用香料的目的；②香料的用量要适当；③健康食品的香气和味感要协调一致；④要注意香料对健康食品色泽产生的影响；⑤使用香料的香气不能过于怪异。

（4）健康食品的调味设计，就是在食品生产过程中，通过原料和调味品的科学配制，制作出人们喜欢的味道。调味设计过程及味的整体效果不仅与所选用的原料有重要的关系，还与原料的搭配和加工工艺有关。在健康食品调味设计过程中要注意以下三点：①掌握调味设计的规律；②掌握味的增效、相乘、掩盖、转化及相互作用；③掌握原料的特性。

（5）品质改良设计是在主体骨架的基础上，为改变健康食品质构进行的品质改良设计，目的是改变食品的质构。品质改良设计是通过营养食品添加剂的复配作用，赋予食品一定的形态和质构，满足营养食品加工的品质和工艺性能要求。营养食品质构是营养食品除了色、香、味的另一种重要的性质，是在营养食品加工中很难控制的因素，也是决定营养食品档次的最重要的关键指标之一。营养食品质构与营养食品的基本成分、组织结构和温度有关，是食品品评的重要一环。健康食品配方设计的主要内容之一是通过配方设计进行食品的品质改良，主要方式有增稠设计、乳化设计、水分保持设计、膨松设计、催化设计、氧化设计、抗结设计、消泡设计等。营养食品配方设计在经过主体骨架设计、调色设计、调香设计、调味设计、品质改良设计之后，色、香、味、形都具备了，但是这样的产品保质期短，不能实现产品经济效益的最大化，还需要对其进行防腐保鲜设计。

（6）微生物和化学因素可能引起食品的腐败和变质，这是影响营养健康食品安全性的主要原因。营养食品质量如风味、颜色和质地等，同样与微生物引起的腐败、酶的作用和化学反应等密切相关。因此，必须清楚了解引起食品腐败变质的主要因素及其特性，以便更好地控制它们，达到现代食品防腐保鲜的目的。引起营养食品腐败变质的因素包括内在因素和外在因素。外在因素主要指生物学因素，如空气和土壤中的微生物、害虫等；内在因素主要包括食品自身的酶的作用以及各种理化作用等因素。常见的营养食品防腐保鲜方法有低温保藏技术、食品干制保藏技术、添加防腐剂、罐藏保藏技术、微波技术、包装技术（真空包装、气调包装、托盘包装、活性包装、抗菌包装）、发酵技术、辐照保藏技术、超声波技术等。营养食品的防腐保鲜是一个系统过程。随着人们对营养食品防腐保鲜研究的深入，对防腐保鲜理论有了更新的认识，研究人员认为，没有任何一种单一的防腐保鲜措施是完美无缺的，必须采用综合防腐保鲜技术。其主要的理论依据有：栅栏技术、良好操作规范、卫生标准操作程序、危害分析与关键点控制、预测微生物学、食品可追溯体系及其他方面等。

（7）最后也是最重要的功能设计，是在营养健康食品基本功能基础上附加特定功能，使其成为功能性食品。营养食品按科技含量分类，第一代产品称为强化食品，第二代、第三代产品称为保健食品。

2. 产品的研发及产品技术预研

如产品的研发生产涉及新技术，则需先进行产品技术预研，对产品生产的关键技术进行预研发。在产品概念形成期，主要应对包括食品的配料配方、功能和包装形式等进行研讨分析。继而进行产品技术的初步开发，主要对原料配方的对应相关法规的可行性研判，同时论证相关工艺和包装形式的可行性、合规性，形成产品研发可行性论证报告。可依据可行性论证报告进行项目的申请研发立项，立项报告中包括产品研制方案、时间进度、研发费用预算等。经立项后的产品项目，成立专项项目组，依据拟定时间进度开展正式的产品研发工作，具体包括原料及配方的选择、产品的呈现形式、工艺选择、小试、中试、中试产品的技术配方确认、包装形式与材质要求确认，再是批量试生产。同时，包装及标签的设计与印刷也同步进行，完成产品量产化。产品生产完成后进入了商品化过程，需要准备以下方面：①新品推广介绍材料、新产品介绍说明材料、宣传手册、宣传推广方案等；②试销跟踪反馈、产品调整与改进提升。

在产品研发过程中，除了明确目标人群的营养需求，还需要了解目前消费者的消费心理。近年来无糖或者代糖的健康食品层出不穷，而这一类代糖食品的出现除了可以满足消费者对于健康的追求，也在不断影响着消费者的对于健康的认知和心理，消费者越关注营养与健康这个领域，口味上也会逐渐往更健康的方向改变。此外，茶饮等健康的无添加饮料也逐渐被消费者选择，市场占有率也逐渐超过了甜味饮料，这便是消费者在追求健康的道路上口味选择的不断改变，这样的改变也是健康食品推出对消费者心理上的不断刺激的结果。通过结合各类人群的营养和饮食的需求特点，以及根据市场需求的变化洞察消费者需求的变化，才能研发出符合市场需求以及人群健康的好产品。

三、智能可穿戴设备的研发

智能可穿戴设备是物联网技术、移动互联网、云存储技术、大数据技术不断地融合和创新的最优载体。智能可穿戴设备是利用人体的自然或环境能力，通过内建传感器、集成芯片等来实现对信息的智能交互，具备可移动性、可穿戴性、可持续性、简单操作性、可交互性等五大基本特征。目前，智能可穿戴设备主要用于生命体征和运动健康状况的体外检测，穿戴的传感器直接或间接与人体接触，对一些指标（如葡萄糖、pH 值、脉搏等）数据进行实时检测传输。智能可穿戴设备除用于人体检测外，在其他领域也有部分应用。智能可穿戴设备对汗液和物理指标的检测分析较多，商业化产品多为用于检测物理指标的智能可穿戴设备，随着对智能可穿戴传感器技术的深入理解，实现更多人体信息的检测，创造新一代的智能可穿戴设备。智能可穿戴设备即直接将传感设备穿在身上，或是整合到衣服等可穿戴物品中的一种便携式设备。将可穿戴技术与传感器相结合，改变传统的样品采集后再检测的模式，直接实现样品收集、检测的一体化。

智能可穿戴设备的研发分为以下几个步骤：市场调研、项目管理、产品设计、结构设计、手板制作、硬件开发、软件开发、投产阶段、质量检测、产品上市。智能可穿戴设备的研发与科学膳食产品及健康食品的研发流程大致相同，都需要深入观察和了解目标用户的需求，但因产品的本质区别，需要关注的重点却又不同。智能可穿戴设备作为与皮肤零距离接触的物件，需要考虑肤感、材质、穿戴形式和方式以及需要具备的制作工艺等，这需要设计师在提案阶段要作充分考虑，避免设计缺陷导致产品之后的生产以及销售出现问题。

市面上的智能可穿戴设备主要有以下三种穿戴方式：接触型、植入型和外接型。接触型可穿戴设备直接将传感器固定到皮肤表面；植入型可穿戴设备则是利用传感器透皮检测；外接型可穿戴设备通过将传感器外接到固定装置。现如今，可进行营养健康指标监测的穿戴设备越来越多，植入型智能可穿戴设备在目前各大医疗机构中已经广泛使用，其主要通过微型针的形式注入皮下检测。

目前，我国智能可穿戴设备处在高速发展阶段，而智能可穿戴领域在全球也面临着数据安全、行业标准不统一、数据精准度不统一、医疗设备认证等问题和挑战。随着人口老龄化、慢性病群体规模扩大、新技术应用不断涌现、主动健康和现代数字化营养干预新时代的开启，智能可穿戴设备市场规模在未来仍然保持快速增长，并为人们的营养健康管理带来更多的可能性。

第三节　第三方营养产品供应中心服务模式探索

第三方营养产品供应中心通过医院内主动健康服务信息化共享模式，以省（自治区）级、市级营养主动健康信息管理平台为桥梁，实现与服务用户（"一老一小"和慢性病人群）的一体化联系。根据服务用户的健康需求，由医疗机构作为营养产品的供应服务枢纽，负责科学膳食产品和健康食品的专业质量把控。以广西壮族自治区人民医院为例，医疗机构研发的营养健康食品作为主要产品资源，由第三方营养产品供应中心负责主要科学膳食产品和健康食品的生产加工，以及供应服务。第三方营养产品供应中心服务模式具有更好的延续性和扩展性。传统的医院内集中供应营养产品的服务模式不仅限制了长期营养风险的人群在院外继续接受临床营养专家指导下的营养治疗的可行性，还因产品生产层面以及技术层面的局限性，导致可提供的营养产品资源有限。相比之下，通过第三方营养产品供应中心可以提供疾病人群全周期的延续性服务，并能丰富院外患者营养干预的形式与途径。第三方营养产品供应中心应采取科学的管理模式，摆脱低层次操作的局限，通过与医疗机构合作提供专业营养意见，控制成本，确保营养产品安全和质量，从而辅助临床营养治疗。要实现这一目标，首先要组建一支专业的管理团队，根据不同人群的特定生理病理情况投入资金组建临床营养专家团队。医院营养科负责对营养品质量进行监管，准确计算营养品参数，综合评价营养健康产品的质量，以及根据服务对象营养状况的及时提出调整计划。

一、营养主动健康科学膳食产品供应服务

第三方营养产品供应中心可以提供非住院人群全生命周期的营养需求服务。这包括面向一般人群提供减脂减重膳食、增肌膳食；面向特殊人群提供不同年龄段强化营养配方膳食如老人餐、孕妇餐、备孕餐、月子餐等；面向慢性病院外随访人群提供糖尿病餐、肾病餐、冠心病餐等；面向需进行家庭肠内营养的人群提供一些特殊形式膳食。为保障科学膳食产品的服务质量，保障膳食的食品质量和安全，需具有符合相应科学膳食产品生产经营要求的第三方营养产品供应中心。第三方企业须具备相应的资质及生产场所；有专职或者兼职的食品安全专业技术人员、食品安全管理人员和保证食品安全的规章制度；具有合理的设备布局和工艺流程；贮存、运输和装卸食品的容器、工具和设备应当安全、无害，保持清洁；食品生产经营人员应当具有健康证并保持个人卫生，销售无包装的直接入口食品时，应当使用无毒、清洁的容器、售货工具和设备；用水应当符合国家规定的生活饮用水卫生标准；使用的洗涤剂、消毒剂应当对人体安全、无害。除了保证产品本身的生产安全，对科学膳食在营养比例及营养价值上也需要做好质量把控，使产品统一标准，这需要由营养专业人员直接对科学膳食产品配方进行动态

评估。运用主动健康营养信息管理平台，订单由供应中心进行统一生产配送，在满足不同服务需求基础上保证膳食产品的质量。每个阶段对用户反馈的信息及工作流程中出现的问题进行收集分析，由产品研发人员对膳食产品进行必要调整以及定期的膳食配方库更新，对产品及整个生产线不断优化。

二、营养主动健康健康食品供应服务

健康食品与营养膳食产品在执行功能上不同，可作为三餐外的营养补充，也可以作为特殊群体的主要营养支持，在形式上更为灵活，配合科学膳食产品在多角度满足各类人群的营养需求。健康食品在完成产品化后，在产品正式上市前须完成产品的包装设计、定价、新产品的调研及调整、合作方选择等，便可进行商业化生产。产品正式上市后需定期进行售后追踪，尤其是商业化生产后首批新产品要进行留样，观察稳定性变化，利用售后跟踪所反馈的问题进行口味改良，对新品的工艺、配方、规格、包装形式进行优化改进，保障健康食品的产品满足消费者需求，故而在供应服务上也有所不同。健康食品可以批量生产，在市场通过各种形式进行销售，包括超市、零售店、线上商城等，可由用户根据自身需求自行购买。在健康食品的选择上，用户需要专业营养人员的指导，以实现量化和适应性辩证。为此，可以通过主动健康营养信息管理平台对不同用户给出个性化、专业性的饮食建议，尤其是针对辅助治疗疾病类型的产品，可跟踪效果和必要时调整使用方案。

三、主动健康智能可穿戴设备供应服务

主动健康智能可穿戴设备区别于传统医疗智能可穿戴设备和目前市面上主流智能穿戴设备，其显著区别在于其综合性能要求更高。它不仅需要兼顾院外的配搭便携性与舒适性，还必须兼顾健康数据的检测准确性、传输稳定性、数据的安全隐私性，以及为医疗机构提供更为专业可用的健康数据，这也是智能穿戴设备是否能帮助严肃医疗走向主动健康、全民健康的瓶颈之一。智能可穿戴设备在主动健康供应服务中起到健康数据信息检测、储存、记录以及传输的关键枢纽作用。通过智能可穿戴设备对用户进行全天候的身体健康数据监测，包括但不限于呼吸、心跳、血压、体温、血氧饱和度、血糖、尿酸等，可根据不同的健康需求由专业营养人员向用户推荐可检测 1 种或多种健康数据监测的智能可穿戴设备。

①主动健康云平台可以进行本地和云数据储存，并通过云平台完成向医疗机构及第三方中心之间的双向信息传输，从而连接医疗机构、用户、第三方中心的信息化建设。用户可以通过智能可穿戴设备或相应的主动健康 APP 实时了解自身的健康状况，如检测出健康指标的异常，可及时提醒用户根据所检测数据作出相应的饮食及生活方式调整，必要时就医等。②在医疗机构，用户就医诊疗时，医务人员可以了解患者院外疾病相关的健康数据。这一变化改善了传统诊疗模式中因患者对自身情况不了解、未重视或记忆误差等就医时的信息获取障碍。主动健康平台不仅帮助医务人员更全面、清晰地掌握患者的整体病情，还能在院外远程营养咨询室为营养医生提供充足的健康数据以高质量完成院外诊疗。③主动健康云平台与医疗机构、患者及第三方中心的信息化互联结合智能可穿戴设备检测到的健康数据，通过平台云计算分析，第三方中心工作人员可以为用户推荐和提供更有针对性的科学膳食产品和健康食品。

通过以上三个方面，主动健康智能穿戴设备可实现用户全天候、全周期、院内院外一体化的精准全面的营养健康管理。

严肃医疗走向大健康的供应服务模型是一个必然趋势。过去几十年，人们一直以治病为主，但随着人们健康意识的提高，单纯的医疗服务已经不能满足人们对健康的需求。此外，《"健康中国 2030"规划纲要》提倡以预防康复为主。第三方营养产品供应中心通过院内主动健康连续服务中心和主动健康连续服务第三方中心的跨区域医疗健康一体化连续服务，为人们提供更明晰、更全面的自我健康管理膳食营养服务，满足个性化且合理的健康膳食营养需求。创造全民主动健康的条件，在实践探索中继续不断总结经验及教训，逐步形成一套更为成熟的服务模式。

第四节　推动营养健康食品产业发展

党的二十大报告指出，人民健康是民族昌盛和国家强盛的重要标志。国民健康在经济社会发展中居于优先地位，食品营养与健康产业对实施"健康中国"战略具有重大意义。近年来，我国食品工业发展取得了长足进步。随着人民生活方式、饮食营养、个性化营养健康食品消费，以及人口结构等方面的不断变化，营养健康食品产业面临着新的发展需求。食品营养直接关系到国民健康素质。国民健康素质在很大程度上成为国际社会衡量一个国家和社会进步的关键指标，也是反映社会经济运行状况和分配方式满意度的一面镜子。国民健康素质可以反映一个国家在社会经济、劳动力、人口、国防、文化和精神文明等方面的综合实力。我国作为世界上经济发展最快的国家，国民健康受到世界高度关注。因此，加强对食品营养与健康的研究、促进食品营养与健康产业的发展将是我国当前以及未来的一个具有重大战略意义的政策方向。

一、中国食品营养与健康产业发展现状

我国食品营养与健康产业的发展先后经历了以传统滋补品为代表的起步阶段，以保健品为代表的成长阶段，由负面事件引起的信任危机阶段，由加强监管、严重急性呼吸综合征疫情后的复兴发展阶段以及自 2016 年《"健康中国2030"规划纲要》发布以后进入到的提速发展阶段。"健康中国"战略等红利政策的实施，将食品营养健康产业推上了经济风口。与美国、日本等发达国家乃至与许多发展中国家相比，我国食品营养健康产业仍处于起步阶段，产业发展面临诸多挑战。食品行业的发展为营养健康食品产业的发展提供基础，食品行业的繁荣必定会带动营养健康产业的崛起，因此决定了营养健康食品产业发展模式相对传统。随着行业的发展，我国食品营养与健康产业呈现出以下几方面的发展态势。

1. 政策利好促进了产业发展，但管理体系仍需优化

国家近年来出台了《中国食物与营养发展纲要（2014—2020 年)》《"健康中国 2030"规划纲要》《关于促进食品工业健康发展的指导意见》《国民营养计划（2017—2030 年)》《健康中国行动（2019—2030 年)》等诸多文件。这些文件在推动食品营养与健康产业的发展，引导居民形成科学的膳食习惯，加快发展婴幼儿配方食品、老年食品及满足特定人群需求的功能性食品等方面起到了积极的作用。但是，在我国的食品法律法规中还缺少明确的指南性资料，相关标准多侧重食品安全，功能性食品等一些产品的标准还有待进一步完善。此外，在监管层面仍存在多头管理、监管滞后、注册周期较长等问题。

2. 产业规模不断扩大，但发展尚不均衡

我国食品产业融合和产业链横纵延伸拓展的速度正在加快。营养健康食品市

场规模巨大，以功能性食品为例，虽然 2019 年以来的市场规模超过 3500 亿元，但是功能因子的开发利用还需进一步规范，行业发展水平仍有较大提升空间。我国食品营养与健康行业的集中度较低，小企业数量众多，不利于行业的集约化和规范化发展。当前我国 14 岁以下儿童和老龄人群在全国总人口中占比较高，而专用于特定人群的营养健康食品种类较匮乏，也缺乏行业规范和标准体系。

3. 产品种类日益丰富，消费需求更加细化

当前我国营养健康食品种类繁多，营养健康食品休闲化、精准化和个性化，普通食品功能化、营养化、高端化的趋势逐渐显现。随着"三高"人群的逐渐增多，以及癌症、心血管病、阿尔茨海默病等发病率的上升，食品与健康间的关系备受关注，特别是新型冠状病毒感染疫情发生以来，健康新平衡、减糖、零脂零糖等概念逐渐成为食品消费的新趋势。营养与健康食品的开发更加注重细分人群的需求，结合产品策略，对慢性病的精准干预、术后患者营养的精准对接、提升患者生命质量成为食品精准营养发展的重要方向。

4. 科技创新水平快速提升，但对产业支撑力度仍显不足

随着食品精准营养与个性化调控逐渐融入产品开发，未来食品也将更安全、更营养、更方便、更美味、更可持续。然而，我国在食品营养与健康核心技术领域的前沿研究深度依然不够，企业科技创新能力亟须加强，在技术、原料、产品创新及专利申请等方面仍需加大力度。

二、从消费者需求到产业创新循环

从消费者的角度来看，消费者营养健康知识的缺乏使得其对自身的营养健康状况的了解和营养健康知识不匹配，即使通过医院或者医疗机构获取了个人的健康数据，仍无法根据结果自行改善健康状况。消费者虽然具有一定的保健意识，通过各种渠道如购物平台、专家咨询、广告等获得片面的健康知识并购买相应产品，但是知识体系的不全面导致所购买产品与自身实际需求不匹配，不能取得预期效果。而这些问题决定营养健康食品产业发展的差异性。食品营养健康产业包括了食品营养健康咨询服务行业，即对有需求的人们进行健康分析，提供切实有效地改善健康状况的解决方案；对相关行业的专业知识的普及、专业技能的培训；对消费者和普通大众的健康科普、对相关从业者的培训考核、对相关企业单位的制定规范及标准等。主动健康营养服务中心的信息平台，可以实现产业链的

新型服务模式,通过医疗机构、第三方健康中心等多信息平台的互通,对用户健康需求精准化的数据分析评估,可实现个性化科普信息推送、日常生活饮食膳食建议,以及营养健康食品推荐等,解决销售这一关键环节面临的消费者的营养健康需求与所购买产品不匹配的问题。除此之外,随着互联网大数据时代的到来,科技通过更为多元化的形式影响着人们的生活习惯,也在潜移默化影响着营养健康食品产业的发展。智能可穿戴设备在"互联网＋医疗健康"、智慧医疗、远程医疗和移动医疗战略的大背景下将迎来黄金发展期,智能可穿戴设备未来发展的"关键词"将是基于医疗健康数据的介入治疗和全生命周期健康管理,而智能可穿戴设备也正在成为改变医疗体系和人类健康的"新科技"。随着智能可穿戴设备等更为有效的营养健康产品的日益普及,人们的营养健康意识也逐步增强。同时利用信息化的手段为人们带来更为准确、专业及个体化的个人健康信息,而特定人群和个人营养需求的明确又有助于促进营养健康食品产业的发展,这是科技发展、营养健康食品产业发展和全民主动健康的良性循环。

从业态来看,食品营养健康产业是典型的以营养健康服务为基点、食品加工制造为主体、营养产品研发与生产为目标的产业链。食品营养与健康领域的研究和相关产业的快速发展,离不开科技创新的推动。以消费者为出发点,深入了解目标消费人群的整体健康状况、营养需求、饮食偏好和生活习惯等,明确所研发产品对营养价值和使用体验的需求,突破食品营养与健康的共性关键技术,为创造新产品提供了可能性。在产品生产加工过程中,要加强技术、工艺、设备、包装等方面的创新和改进,生产出满足消费者需求的营养健康食品。在销售流通的环节,还要注意收集和跟踪消费者的产品反馈和新需求,深度挖掘消费者的潜在需求,以支撑产品改良和创新开发,实现按需研发与产业运营的可持续良性循环,从而促进健康食品产业不断向上、健康地发展。

三、监管体制的完善

完善监管体制机制是促进食品营养健康产业发展的重要保障,也是食品营养健康产业发展的基石。依法加强监管,建立全流程监管模式。根据我国当前食品安全态势,做好顶层设计,优化各监管部门职责,将原来分散、重复、交叉的监管工作相对集中组织起来,逐步实现部门整合、责任整合、资源优化与共享。加强行业自律,提高生产经营者的行业道德水平,积极推动行业诚信体系、信用评价体系、产品质量可追溯体系的建设，支持自有品牌在境外进行商标注册、专利申请等。同时，还要加大对食品技术人才培养的资金投入，建立食品检测前沿人才库，提高食品检测水平。在国家供给侧结构性改革的大背景下，由中国制造向智能制造转型，抓住机遇，补齐技术装备短板，自主研发高端检测设备，减少设备采购资金，提升国产装备水平普及率，扩大检测项目，使检测手段更加科学、高效、便携，检测结果更加可靠、清晰。建立新产品、新技术、新工艺、新装备的知识产权保护体系，不断加大对各种知识产权侵害的处罚力度以及对假冒伪劣营养健康食品或其原料的打击力度。完善国外产品准入后的管理制度，提高进口产品的违法成本。针对营养健康食品的特点进行分类管理，加强标准体系建设，保证营养健康食品行业健康有序发展。

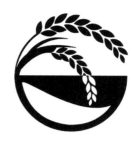

第七章

营养主动健康实践应用与探索

在当今社会，人们越来越重视健康与营养的关系。良好的营养状况是维持身体健康和提高生活质量的基础。传统上，营养健康主要以被动的方式进行，即个体在受到疾病或健康问题威胁时才会寻求并接受相应的营养干预措施。然而，随着人们健康意识的不断增强，我们迎来了一个全新的时代——营养主动健康实践与干预的时代。

第一节　践行新型营养健康服务

一、传统营养干预服务与新型主动营养干预服务区别

传统营养干预服务更加专业化，侧重于个体化的被动营养支持和疾病营养管理，主要服务对象是存在疾病或营养风险的患者。目前，院内患者的营养诊疗工作仍停留在由临床科室提出营养会诊需求后，营养科再组织会诊进行营养评定以及被动营养干预。

新型主动营养干预服务更注重社区层面的健康促进和疾病预防，目标人群是整体人群，强调普及性的营养教育和指导。两者相辅相成，在不同层面上满足了个体和整体人群的营养需求和健康管理。

（一）定义和目标

传统营养干预服务注重在医疗机构或临床环境中，通过专业营养师或医生为患者提供个别化的营养支持和管理。其目标是对特定疾病（如糖尿病、高血压）或特定健康问题（如肥胖、妊娠期营养）进行干预，以改善患者的营养状态和疾病管理。

新型主动营养干预服务更注重以社区为基础，在普通人群范围内提供广泛的营养指导和支持。其目标是促进整体人群的健康和预防慢性病，强调营养知识的普及和鼓励健康的饮食和生活方式。

（二）目标人群

传统营养干预服务的目标人群主要是有已知疾病或特定健康问题的个体，包括住院患者、门诊患者等，他们通常由医生或专业营养师进行个体化的评估和指导。

新型主动营养干预服务的目标是全部人群，旨在为普通人群提供健康促进和疾病预防的营养支持，促进整体人群的健康管理和预防疾病。这些人群可能没有明确的疾病诊断，但仍可以从健康的饮食和生活方式中受益。

（三）服务形式

传统营养干预服务主要通过医疗机构或专业营养师提供个性化咨询、指导和监测。这包括详细的营养需求、制订个性化的饮食计划、调整膳食和营养补充等。服务形式通常是面对面的咨询和纸质材料的传递。

新型主动营养干预服务更倾向于群体教育和公共宣传。它采用多种形式，如健康讲座、社区活动、在线视频等，以传播营养知识和提供实用的健康建议。新型服务更注重普及性，强调整体人群的健康促进和营养教育。

（四）目标和效果评估

传统营养干预服务的目标通常是改善患者特定疾病管理和相关临床指标，如降低血糖、调节血压、控制体重、营养指标等。其效果评估主要侧重于临床指标和疾病管理的改善。

新型主动营养干预服务的目标更广泛，旨在提升整体人群的健康水平和生活质量。其效果评估可能涉及营养知识水平的提高、饮食行为的改变、健康风险的防控等方面。

（五）营养咨询和指导

传统营养干预服务注重个性化的营养咨询和指导，根据患者的病情、营养需求和医学背景，制订专门的饮食计划和营养补充建议。咨询和指导通常由专业营养师、医生或其他医疗专业人员提供。

新型主动营养干预服务更加注重群体教育和普及性的营养指导。其目标是向广大人群传播营养知识和健康建议，通过宣传活动、健康讲座等方式提供一般性的营养指导。

（六）应用技术

传统营养干预服务通常利用传统的面对面咨询和纸质材料进行营养指导和信息传递，包括会诊、饮食指导单、营养宣教传单等。

新型主动营养干预服务借助数字化技术，如在线平台、手机应用程序等，提供更广泛、即时的营养信息和支持。通过这些技术，人们可以随时获取营养知识、记录饮食日志，获取个性化的建议和反馈。

二、传统营养诊疗服务流程

（一）构建传统营养诊疗团队

传统营养诊疗必须有由多学科的营养团队（组）来完成，需要有专业的营养医师、技师、护士及相关临床科室人员参与。通过风险筛查、营养评估和诊断、制订营养方案、进行营养干预等措施对住院或门诊患者进行营养干预。

（1）组长：根据患者科室不同，团队组长由科室的专业医疗组长或副高职称以上人员担任。

（2）成员：团队的所有成员，包括营养医师、营养技师、营养护士、临床相关人员等。

（3）服务对象：门诊、急诊或住院的慢性病或者存营养风险需进行营养干预的患者。

（二）传统营养诊疗干预流程

（1）接诊患者和筛查。首先由临床科室的首诊医师、护士、主管医师对患者进行初步评估，对可能存在营养不良或营养风险的患者以及慢性病或特殊人群患者邀请科室专业营养医师会诊。营养科医师接到会诊邀请后对患者进行床旁查房，包括病史采集、体格检查、实验室检验等。根据患者情况选择合适的评分表进行初步营养风险筛查，对于存在营养风险的患者再进行下一步的营养评定，根据评定结果初步确定营养干预方案，若初次评估暂无营养风险者，应在住院 1 周后再次进行评估。有慢性病或因各种疾病、不同生理状态有特殊营养需求的人群需至门诊就诊，门诊营养医师接诊后对患者进行病史采集、体格检查等，明确患者营养诉求。

（2）制订个性化方案。营养医师与门诊、患者及其家属进行详细的沟通和讨论，了解他们的饮食习惯、口味偏好、运动量等，并根据患者的年龄、身高、体重和病情等计算能量和营养素的目标量，根据需求和目标制订个性化的营养干预方案。

（3）实施营养干预措施。营养医师形成规范的书面会诊意见并下达营养干预医嘱（膳食干预、肠内营养干预、肠外营养干预），并提供相应的营养治疗措施，如膳食调整和宣教、提供治疗膳食、口服营养补充、鼻饲肠内营养、静脉滴注肠外营养方案等，定期监测患者的营养摄入和营养状态。

（4）营养评估和调整方案。对于需要进行营养支持治疗的患者，营养医师应定期对患者进行随访并不断进行营养评估，包括采集身高、体重、临床试验指标、胃肠道耐受情况等资料，并根据评估结果及时调整营养干预方案。

三、新型主动营养健康服务流程

（一）住院 / 门诊患者新型全程营养管理服务流程

新型全程循环式营养管理是传统营养管理的延续和拓展，让所有患者从住院一开始就接受营养管理和干预，一直延续至居家期间的营养管理，最后再到返院，整个过程形成了循环式的闭环管理。尤其对于长期营养不良、肿瘤恶病质及其他需要特殊营养支持的病患，可实现家庭肠内营养的专业化、精准化。通过提供连贯的营养管理，满足了患者各阶段的各种营养支持需求。

辛晓伟等研究指出，临床中营养支持使用存在不合理、不规范现象，多数情况下，营养支持的应用是根据患者及家属的主观意愿给予，如果没有规范的营养支持管理方案，营养支持率将远远低于临床需求。

（1）构建新型主动营养健康服务团队。多学科综合治疗模式营养管理小组：

包括营养科临床营养医师及营养技师、临床药师、医学工程部工程师、主管医生和责任护士，医学工程部工程师在营养管理小组中的职责是为家庭肠内营养患者提供设备与技术支持。

（2）全面的营养筛查和评估。利用临床智能营养诊疗系统，对所有患者在入院 24 小时内进行智能营养风险筛查，系统会根据诊断和年龄进行智能评分，主诊医师只需根据病史采集内容进行饮食或体重指数情况的评估。若评估存在有营养风险，将对临床医生进行弹框提醒以便进入下一步营养干预措施；若暂无营养风险，在入院 7 天后将再进行复评，营养科医师也可根据营养系统反馈的评分主动开展营养会诊，并再次评估，实现入院患者的全覆盖营养筛查，避免因主观意愿而导致未能及时对有潜在营养风险患者进行营养干预。

（3）积极的专业营养干预。对于系统提示有营养风险或有主观营养支持意愿的患者，营养科医师开展会诊后可制定个性化营养干预方案。而对于暂无营养风险患者，营养诊疗系统可根据患者入院诊断、检查结果以及临床医生下达的饮食医嘱，通过算法自动计算出不同患者所需营养素的量并给出饮食建议，并在患者订餐系统进行推送，患者可根据建议内容进行合理膳食，从而提高患者的营养意识和营养依从性。

（4）营养宣教。针对不同人群、生理状态、疾病诊断定期开展宣教活动，形式不仅仅局限于会诊宣教，还包括线下讲座、宣讲、科普板报、线上信息推送等，宣教内容不仅仅局限于饮食禁忌、具体饮食方案、营养素的补充，还包括营养能量换算、自身营养状况评估、能量需求等内容，让患者主动参与整个营养干预流程，从而能有意识改善自身营养状态，提高健康水平。

（5）营养管理记录和监测。营养师在营养会诊后进行定期随诊查房，记录每一次随访情况，包括患者饮食、消化功能、复查实验指标等，完善患者在院期间的全部营养诊疗流程，形成完整的营养病历。

（6）多手段分层随访。分层随访质控管理包括人工智能随访系统、微信联络群、微信打卡小程序、电话随访等四种手段。最低层级患者通过电话随访等完成居家期间的随访，管理小组对随访内容进行了同质化设计。最高层级患者采用人工智能随访系统完成随访。管理小组和出院患者保持有效沟通，并且及时为患者解答疑惑，是提高患者家庭肠内营养依从性的关键。

（二）社区人群的营养健康改善服务流程

2019年7月国务院正式公布了《关于实施健康中国行动的意见》，明确提出了"加快推动从以治病为中心转变为以人民健康为中心，动员全社会落实预防为主方针，提高全民健康水平"。以主动健康为导向，动态识别健康失衡状态，进而实施科学的健康风险评估和自主管理，是实现全民健康的关键路径。在"国家—社会—群众"的关系体系中，社区承担着桥梁和纽带作用，地位十分重要。开展社区人群营养健康管理，可以提高社区人群的营养水平，提高其对营养与疾病的认识，消除或减少促进慢性病发展的膳食营养因素，改善其营养状况，预防营养不良的发生。"共建共享，全民健康"是建设"健康中国"的战略主题，健康治理精细化是实现"共建共享，全民健康"的必由之路。社区是城市治理的"最后一公里"，是将国家政策落实到个人的最后一环。健康管理的宗旨在于激发社会、集体以及个体的热情，将有限健康资源充分利用起来，实现最佳健康效果。社区营养健康管理为社区群体和个体制订更加主动、全面、系统的营养管理计划，引导社区养成健康生活方式，增强人群的自我保护意识和自我管理能力，通过改善膳食结构以促进健康的提升，为实现全面健康奠定基础。其管理流程如下。

（1）构建社区营养管理多学科团队。以社区医生或全科医生为依托，以社区人群为中心，以营养师为主导，临床医师、护士、个案管理师、临床药师、康复医师、心理治疗师、健康教育师等共同参与营养管理。

（2）调查营养现状。先了解社区人群对营养和健康方面的认识和期望，收集人群身心、经济以及社会文化等方面的情况，特别是与营养健康教育相关的信息，对社区人群所需的指导方向和具体内容进行了解，并对社区人群营养健康状况进行评估，基于社区人群的生活方式和习惯等制定相应健康管理对策。

（3）建立营养电子信息档案。基于数字化平台的建立，采集人群的基本信息，并存储到系统平台，人群还可通过智能穿戴设备和体质监测设备进行健康数据采集，利用大数据技术构建的分析预测模型对健康数据进行分析，并以可视化形式展现。

（4）制订营养健康管理计划。营养医师可利用电子档案数据的分析结果进行各项体征评估，以此划分人群健康等级、分别制订并推送膳食方案与营养管理计划。此外，营养医师应根据有无慢性病给予特殊的饮食指导，并依据患者健康状况与需求进行主动健康科普教育的内容推送。除此以外，营养管理团队还可以与社区工作人员、政府部门等合作，在线下开展口头讲解、图文宣传、视听材料播放和示范训练等营养宣教活动，提高普通人群的营养意识和自我管理能力，帮助其养成健康的饮食习惯。

（5）评价营养改善效果。在实施营养健康管理后，应有意识、连续不断地对人群的营养状况进行评估，可通过分析人群上传电子平台的实时数据、电话询问、微信随访等方式了解人群的营养健康情况以及是否能明白掌握宣教的营养知识，并以此为基础，制订新的营养健康计划及下一步宣教知识内容，实现全面、系统的营养管理。

第二节　创建营养健康食堂

——以广西壮族自治区人民医院营养食堂创建为例

一、创建意义

全球疾病负担研究显示，不合理的膳食成为导致中国人疾病发生和死亡的首要因素，其中 2017 年 310 万人中国居民的死亡可归因于此。随着社会生活节奏加快，大部分年轻人选择在外就餐或者外卖。第 53 次《中国互联网络发展状况统计报告》数据显示，截至 2022 年 12 月，我国网上外卖用户规模达 5.21 亿。根据艾媒咨询数据显示，在 2022 年中国外卖平台消费者年龄分布中，37.3% 消费者年龄在 21～30 岁，50.8% 消费者年龄在 31～40 岁。由此可见，职场上班族是点外卖的主力军。外卖食品往往能量密度、脂肪和钠含量较高，但水果、蔬菜、全谷类食品和膳食纤维和抗氧化剂等"保护性"营养素含量较低。因此，这种情况容易导致心脑血管病以及代谢性疾病的高发。

为传播合理膳食新理念、引领"三减"饮食新风尚，《国民营养计划（2017—2030 年）》提出要开展示范健康食堂和健康餐厅建设，推广健康烹饪模式与营养均衡配餐。2021 年起，我国正式启动营养健康食堂、营养健康餐厅、营养与健康学校创建活动。这项活动以合理膳食和"三减"为核心，其目的和意义在于：①以餐饮服务经营者为对象，通过示范建设和推广，引导餐饮业不断增强营养健康意识，提升营养健康服务水平。②鼓励、引导餐饮服务经营者实现以"三减"、合理膳食、杜绝浪费为目标的营养转型升级。③通过营养健康餐厅这一示范窗口，向广大消费者，尤其是众多的外出就餐者提供营养健康的菜品、传递正确的营养知识和健康行为，从而加快全社会形成有利于健康的生活方式。

早在 2019 年，广西壮族自治区卫生健康委就率先组织并以广西壮族自治区人民医院作为试点，开展营养健康食堂的示范创建，通过以点带面抓突破，不断总结经验、优化完善，以促进全区营养健康食堂建设的全面开展。2021 年 10 月，广西壮族自治区人民医院顺利通过评审专家的评审，成为广西第一批营养健康食堂创建示范单位。营养健康食堂创建，打破了大家对"病号饭"的老观念，使营养治疗融入诊疗全过程，树立起了新理念——从"被动医疗"向"主动健康"服务模式转变。据《2022 医疗大健康产业十大趋势预测》分析，随着公众主动健康意识的觉醒及消费能力的提高，医疗大健康领域潜力巨大。从"被动"向"主动"的转变正在变得越来越普遍，主动健康前景广阔，医院在这一领域也大有可为。以下对广西壮族自治区人民医院营养健康食堂的创建举措和取得成效做简单的介绍。

二、创建举措

（一）专业引领，强化食堂示范创建组织保障

发挥医院与行业协会的优势，形成工作合力。充分调动积极性，分别成立由医院主管领导和党支部书记为首的工作领导小组，制订营养健康食堂创建项目实施方案及工作计划。配备专业营养人才，明确职责分工，医疗机构由营养科运营管理医院食堂，强化食堂营养专业保障。注重团队营养知识培训，提升食堂工作人员营养健康知识水平。医院营养科配备营养专业人员，包括营养医师、营养技师、营养护士、营养配餐员及厨师，并定期对以上人员按计划针对食品安全、营养基础知识及相关管理知识进行培训，开展膳食营养与食品安全知识问答活动，促进营养专业人员与配餐员及厨师的交流和配合，提高相关工作人员的营养知识和技能。在院内举办健康膳食设计比赛，通过以赛促学、以赛促练的方式，提升

食堂工作人员营养健康知识水平。

（二）规范食堂管理，保障食品安全

为保障食品安全并给就餐者营造舒适的就餐环境，营养健康食堂引入餐饮"五常"管理模式，即常组织、常整顿、常清洁、常规范、常自律。这种模式是一种现代餐饮企业常用的管理模式，是指在生产现场对人员、机器、材料、方法等生产要素进行有效的管理，是餐企精细化管理的一部分，不仅是用来维持品质、环境的一种技术、一种管理理念、一种生活的哲学，更是一种长期运用后出管理奇效的利器。简单地说，就是经常整理身边的物品，"关键"物品要有名有"家"、定位定置，所有物品用后复位，持之以恒养成习惯。"五常"管理模式与传统管理模式相比，分工明确，职责清晰，效果明显，使食堂卫生工作常态化，最大程度地消除了食堂食品安全隐患。

（三）强化宣传，营造良好营养知识科普氛围

采用多种形式宣传营养健康知识，营造营养健康氛围。利用餐盘纸、张贴画、板报、电子 LED 屏等形式，宣传合理膳食、均衡营养及分餐制等健康知识，定期更换，推行"一人一套餐具，一人一份（套）饭菜，一人一份（套）饮品，独立用餐"的用餐行为理念，减少疾病的传播风险，从而达到创建食品安全至上的营养健康食堂的目的。在食堂设置健康指标（身高、体重、体脂）自助检测点，方便就餐者及时知晓自身营养状况。定期撰写科普文，通过院内外、医院公众号推送。

（四）健康烹调，针对不同人群特征提供多样营养配餐

食堂倡导健康烹饪方式，推行"三减"健康用餐。积极鼓励食堂厨师创新开发健康烹饪方法，推出粗粮细作、养生饮品、滋补汤类等创新菜品。优先采用拌焗、旺火急炒、小火炖煮、淀粉勾芡等减少食物营养成分损失和保持自然风味的烹饪方法，在保持菜品风味特色的基础上尽量减少油、盐、糖的用量。为满足各年龄层用餐需求，在基础菜式上增加了健康餐食供消费者自行选择。将特殊人群餐食特殊化，搭配营养标识方便选择。针对医院患者病症的不同，提供种类齐全的住院膳食（如半流质、全流质、软饭普通膳食）和个性化的特殊治疗膳食（如

低盐饮食、低脂、高蛋白、低蛋白、低嘌呤饮食、糖尿病饮食）。同时，对不同年龄层的人群，根据营养所需要求，提供儿童营养餐、老年人套餐、月子餐、减脂营养餐，并对所有菜品均张贴营养标签。营养标签内容包括菜品名称、主要营养成分分析、生产日期等。

（五）营养标识，信息化建设助力营养点餐指导

为强化食堂服务信息化、智能化水平，开发了信息化点餐服务系统，用户可提前登录系统点餐，大大提高了食堂就餐效率，为用餐者带来良好的用餐体验。在订餐系统里，开通营养成分标识和计算功能，帮助点餐人员合理膳食搭配。通过订餐系统的饮食大数据采集，能方便、精准地记录每个消费者的餐品消费明细，实现消费量数据统计，为健康分析提供依据，分析膳食结构、营养摄入等，并给出相应的膳食建议。运用信息系统，将职工及住院患者的健康指标、每日能量及营养素摄入量、每日体格检查指标等进行大数据分析，科学引导患者及职工每日合理搭配餐食、均衡膳食。下一步，医院将致力开发订餐营养指导功能，在消费者选择的订餐基础上，予以相应的膳食搭配建议，帮助引导合理膳食。

三、创建成果

广西壮族自治区人民医院营养科以食堂为载体推广合理膳食，秉承"供餐者懂营养、用餐者会选择"的理念，发挥医院营养科专业优势，指导食堂改进健康烹饪方式，丰富营养膳食供应，建设营养健康环境，优化食物营养标签，提升广大群众的营养健康素养。通过开展营养健康食堂建设，在就餐人员合理膳食、健康素养逐步提高、助力医院主动健康发展等方面取得了明显成效。

（一）食堂环境干净整洁

通过引入"五常"管理模式，规范管理储存、加工、烹饪、分餐、售卖等食堂工作的各个环节，使食堂管理变得科学化、规范化和可视化。这一变革不仅形成齐抓共管、分工明确、责任到人、上下联动的食堂安全管理长效机制，还提高了全体食堂员工的综合素质。食堂面貌焕然一新，从仓库到厨房再到餐厅变得干净整洁有序，食堂管理提高到一个新的层次。这一变革不仅保障食品安全和食堂服务质量，营造了一个干净清洁、明亮舒适、安全放心的食堂环境，而且通过对

就餐者的满意度调查结果显示，就餐者对食堂的环境建设、供餐服务、人员管理等方面满意度也在逐步提升，"五常"管理成效显著。

（二）就餐人数显著提高

营养健康食堂的创建，让就餐人数大大提升。2018 年和 2019 年的食堂供餐份数分别是 185.74 万份和 197.04 万份，自 2019 年底创建营养健康食堂后，2020—2022 年的就餐份数显著增加，分别是 233.52 万份、277.18 万份和 298.21 万份。就餐份数质的飞跃离不开以下几点：

①信息化点餐服务系统大大缩短了就餐者的等餐时间，让从前的"人等餐"现象，变成了"餐等人"，整个过程便捷快速，实现食堂信息化管理、就餐者点餐和支付自由。

②营养特色窗口的应用，满足了就餐者对营养餐的需求。食堂采用"治疗餐按需供应，营养餐限量供应"的模式，推出减脂餐、减重餐、白领餐、月子餐、糖尿病治疗餐、痛风治疗餐、肾病治疗餐等，受到了广泛好评，有的营养套餐甚至一上线就被"秒没"，打破了群众以往对营养餐"难吃"的评价，对营养餐的接受度和喜爱度明显提高。

③体验"三减"（减盐、减油、减糖）菜品的推出，分阶段逐步减低菜品中油、盐、糖的用量，让就餐者慢慢适应并接受"淡口味"，同时建立"三减"台账，计算每月盐、油、糖使用量和人均每日或每餐摄入量，定期公示，督促实现"三减"目标。

④"营养健康角"和餐盘垫、宣传海报多途径宣传营养健康内容，让就餐者目之所及皆是营养健康知识，潜移默化就餐者的就餐行为。

⑤多途径营养标识的展示和带量食谱的公示，提示就餐者在选餐时要注意查看食品的营养标识，合理选择餐食，养成健康饮食习惯。

（三）人员营养健康素养明显提高

通过定期对用餐人员以及食堂员工的营养健康相关情况、膳食结构包括油盐糖摄入量、健康状况等实施调查。结果显示用餐人员以及食堂员工的营养健康素养也较营养健康创建前有明显的提升。以营养健康食堂为支点，通过营养配餐和健康干预优化饮食结构，宣传健康生活方式，不断推动健康饮食风气，让健康饮食融入诊疗走进生活，提高人们的健康饮食意识，引导人们更加注重日常饮食科学、营养、合理，让健康饮食成生活习惯，自觉提升营养健康素养和主动健康意识。

（四）编制营养健康食堂标准体系

目前，国内外仍缺乏完善的营养健康食堂的建设管理规范，现有的评估标准多偏重食品安全保障方面，在食堂的营养促进方面，基本停留在建设支持性环境等形式上，而在营养膳食供应、开展营养教育活动等工作方面的规范标准相对缺乏。2020年，国家卫生健康委印发了《营养健康食堂建设指南》《营养健康餐厅建设指南》，可以科学指导餐饮业提升营养健康服务的供给能力，但没有针对医疗机构食堂的特殊性做出针对性的规范。

广西壮族自治区人民医院在创建广西营养健康食堂项目试点的基础上，以科学的视角，总结和提炼实践经验，为规范医疗机构营养健康食堂管理行为，促进营养健康饮食服务有序发展，填补行业地方标准空白，更好地发挥示范带动效应，突出营养为公众健康护航的作用。同时，通过挖掘、提炼和总结对行业发展具有规范及指导意义的管理、技术、服务内容，从多年的实践中总结出了丰富的经验，并牵头制定了广西食品安全地方标准《医疗机构营养健康食堂建设管理规范》。该标准以规范和指导医疗机构营养健康食堂建设为目的，指导医疗机构食堂从基本要求、管理要求、人员培训和考核、营养健康教育、营养配餐和烹饪、治疗膳食和供餐服务等各方面进行建设，成为医疗机构开展营养健康管理和职工提高自我营养管理能力的有力抓手；为开展健康烹饪模式与营养均衡配餐的示范推广，提升营养健康科普信息供给和传播能力，围绕各类疾病患者、不同人群的营养需求，引导公众合理膳食，营造合理膳食的新风尚；不断满足人民群众营养健康需求，提高全民健康水平，为推进"健康中国"建设夯实营养健康的基础。

此外，广西壮族自治区人民医院始终高度重视标准化的建设，依托自治区级医疗服务业标准化试点建设，率先在区内探索及建立了覆盖医疗行政管理、医疗服务保障、医疗服务提供、医学科学研究、主动健康服务等各领域的医疗服务标准体系，并先后多次获批国家级、自治区级标准化试点项目承担单位。自2021年起，为构建"全方面、全流程、高质量"医疗服务标准化体系，发挥标准化在推进医疗服务高质量发展的基础性、引领性作用。广西壮族自治区人民医院营养科先后编制四套医院企业标准，包括《食堂卫生管理规范》《食堂食品原料管理规范》《治疗膳食配制管理规范》和《肠内营养制剂配置和使用规范》，使医院营养科和营养健康食堂的建设更专业规范、更高质量和更高水准，并夯实了主动健康营养标准体系。

（五）创建经验被国家卫生健康委向全国推广

2021 年 9 月 29 日上午，国家卫生健康委食品司司长刘金峰一行人到广西壮族自治区人民医院指导调研营养健康食堂示范创建工作。刘金峰对广西壮族自治区人民医院营养健康食堂示范创建项目开展以来取得的成效给予了高度评价，充分肯定了在食堂管理和建设方面积极有益的探索，希望医院以深化医改为契机，利用先进技术、人才资源优势，结合创新工作模式，重点加强食品安全和营养学科建设，全力整合各项优质资源，加大力度宣传营养健康知识，为全国推广营养健康食堂提供宝贵经验，带动广西乃至全国的营养健康食堂创建，为推动健康广西、健康中国的建设增添力量。2021 年 10 月 15 日，国家卫生健康委食品司发布了《关于转发广西营养健康食堂建设主要做法和成效的通知》，肯定了广西壮族自治区人民医院营养健康食堂示范创建项目开展至今取得的明显成效，赞扬了广西壮族自治区人民医院在食堂管理和建设方面积极有益的探索经验。这标志着广西壮族自治区人民医院营养健康食堂的建设取得了成功，得到了国家卫生健康委的高度认可和充分肯定。

四、推动营养健康食品产业发展

建设营养健康食堂是向公众科普健康烹饪模式与营养均衡配餐，普及营养健康知识、培养居民健康意识和健康行为能力、提升居民健康素养最直接的干预场所和干预手段，是贯彻落实党的二十大精神，推动落实《国民营养计划（2017—2030 年）》和"健康中国"合理膳食行动的重要举措和有力抓手。在医疗机构开展营养健康食堂创建可以有效依托临床营养专业优势，使其成为临床营养服务的重要延伸，更好地开展营养指导，并结合自身业务专长和当地饮食特色研发丰富多样的营养膳食和治疗膳食，改善患者治疗效果，加强营养在预防疾病、主动健康中的作用。广西壮族自治区人民医院正逐步建成以营养健康食堂为服务窗口、临床营养科为技术支撑、体检中心为基础等多学科协同参与的高效一体化运行机制，利用先进技术、结合创新工作模式，不断加强营养学科建设，为全国推广营养健康食堂提供宝贵经验，进一步推广营养健康饮食，带动营养健康消费新业态，对主动健康体系建设作出更大的贡献，并造福广大人民，助力"健康广西""健康中国"建设。广西壮族自治区人民医院营养健康食堂的创建吸引了区内外多家医院相互参观学习，带动了临床营养学科的科研交流，使营养治疗融入诊疗全过程，推动"防"与"治"双轨并重，探索出了一条医疗机构从"被动医疗"到"主动健康"服务模式的新路子。

目前全国各地开始积极探索学校、机关、企业、社区等营养健康食堂（餐厅）的建设，促进各地以点带面、连点成片，让营养健康烹饪模式与营养均衡配餐的知识和技能深入人心，推进合理膳食行动、提升营养健康服务水平。各地结合创建工作实际，积极探索促提升，通过丰富食堂营养菜谱，逐步实现以"三减"、合理膳食、杜绝浪费为目标的营养食堂转型升级。同时，多措并举狠抓食品安全，强化食品安全防控，广泛宣传营养健康和食品安全科普知识，形成生命全周期和健康全过程的国民营养新格局，打通营养健康落地的"最后一公里"，让营养成为食堂的特色，为人民的健康保驾护航。营养健康食堂的创建，以消费者健康营养需求为出发点，由相关监管部门规范营养健康食品的食品安全、生产加工等各个环节，对营养健康食品产业发展起到了极大的正向推动作用。

第三节　数字科技与人工智能在营养和食品领域的应用

随着物联网、云计算、大数据、区块链、AI 等新一代信息技术的不断突破和广泛应用，全球正在经历一场颠覆性的数字革命，改变着人类生产生活方式、各国社会经济发展、全球治理体系和人类文明进程。数字化经济已经是事关国家发展大局的战略选择。为应对逐年攀升的慢性病发病率，满足人们对健康寿命的追求，营养和食品领域也逐步进入数字化时代。例如，AI 和 AR 技术被用于提高膳食调查的准确性；综合多种营养健康数据库而建立的数字化膳食质量监测评估体系有利于科学有效地评估个人的膳食摄入总体质量；可穿戴设备和化学传感器使营养状况评估更便捷；针对不同人群和不同疾病而开发的数字化精准营养干预方式得以实现；食品科学正在逐步通过数字技术与实体食品企业的深度融合来形成数字化食品的产业模式。各类数字化智能科技已逐步渗透到营养食品领域，赋能更加个性化和精准化的营养健康管理，助力主动健康智慧医疗的深化发展。

一、智能化营养调查与评估方法

（一）智能化膳食调查方法

膳食调查，作为营养调查的重要组成部分以及健康饮食干预的必要前期准备，虽然具有其独特性但是也面临诸多困难，如现有传统问卷的回顾性调查法存在工作量大、依从性差、准确率低等问题。AI 手段的运用很大程度上解决了上述问题。在主动健康 APP 的营养健康模块中，用户可以用两种便捷的方式进行每日膳食记录。

（1）用户可在 APP 上选择膳食摄入品种和频率，并依据真实比例的虚拟餐具实现较高精准度的食物定量，减轻因食物摄入量估计错误和回忆偏差而导致的信息错误，提高营养数据的准确性，为营养评估与干预提供基本保障。

（2）为了缩短膳食记录的时间，主动健康 APP 还开发了"拍照识图"，用户可以通过一键拍照即可实现膳食记录。这是基于食物图谱与膳食成分信息的大数据集进行神经网络训练，通过对食物图像、光谱图像的分析与食品领域相关知识体系的结合，以满足食物识别与分类、食物或食物组合热量估计、营养素估计、食品品质及质量安全检测等需求。我国饮食习俗与菜系的多样化使得日常饮食摄入通常由若干种原料和调味品混合组成，加大了传统膳食调查法的难度，因此更需要建立以我国传统菜品为主的精确训练集，提高机器学习准确性，简化膳食调查过程，以规避回忆偏倚并增强信息可靠性。China Food-100 是首个开放的中国菜肴图像数据库，研究者收集了上万张中餐菜品图片，包括主食、肉类、海鲜、蔬菜等 100 种食物类别，提供机器学习原始素材，使图像识别准确率达到96.62%。但鉴于中国食物种类繁多、图谱与真实食物的区别、食物图像的信息处理和分辨能力等限制因素的存在，"拍照识图"依然需要不断地完善和优化。

（二）智能化穿戴设备助力膳食营养状况评估

2018 年，国务院办公厅发布《国务院办公厅关于促进"互联网＋医疗健康"

发展的意见》，提出"互联网＋公共卫生服务"以高血压、糖尿病等慢性病为重点，鼓励通过可穿戴设备获取生命体征数据，为居民提供健康管理服务。在"互联网＋"和可穿戴设备的助力之下，我国正大踏步地迈向个性化、精准化的健康管理时代。随着 5G 时代的到来，以及大数据、AI、物联网、区块链等前沿技术的不断成熟，使得可穿戴设备能够对居民的生命体征进行实时、精准、连续、长时间的监测，并提供及时、个性化的干预方案，从而实现全人群、全周期、全方位的健康管理。

近年来，非侵入性、可穿戴、可移动的电化学传感器亦逐步应用于营养领域。在以往的营养调查中，用户的膳食营养真实摄入量通常与自我报告（如食物频率问卷法）或客观观测（如称重法）的数值存在差异。随着智慧医疗的发展，可穿戴设备能直接监测摄入食物中某营养素的真实含量，或间接监测人体体液中的营养相关生物标志物浓度，获取动态的实际营养素摄入量以及个体吸收转化程度，填补数字分析和生化分析之间的差距。国外某研究团队研发出一种可放置在口腔内的钠传感器，这种传感器由超薄透气弹性膜和嵌入式柔性电子元件组成，佩戴舒适，可以实时检测佩戴者在日常食物中摄入的钠含量，这些数据可以传输至智能手机或平板电脑，最终可以发送给医生或其他医疗专家进行远程监测，用于膳食管理或者疾病治疗时的饮食行为监测。此外，有研究证明基于金属纳米材料的可穿戴无创性传感器可对间质液、汗液、唾液和泪液的葡萄糖水平进行追踪，并证实了这些体液中的葡萄糖浓度与血液中的葡萄糖浓度之间的相关性。虽然目前可穿戴式电化学葡萄糖生物传感器等各类无创装置仍存在许多科学家尚无法攻克的难点，但是相信在不久的将来，与有创葡萄糖检测方法相比，无创葡萄糖检测方法将成为葡萄糖检测方法的主流。来自加州大学的工程师们开发了一种柔软、有弹性的传感器皮肤贴片，可以贴在脖子上，在测量佩戴者的葡萄糖、乳酸或咖啡因水平的同时，可持续跟踪血压和心率。加上具有体液分析功能的可穿戴设备和化学传感器的研发，可对营养素的摄入与利用进行直接或间接的评估，可降低因称量、回忆、食物损耗、人为操作失误带来的结果偏差。因此，此法可作为体内营养水平跟踪的新方法。随着现代科技的飞速发展，可穿戴设备与智能手机应用软件联合使用，将成为指导个体日常营养选择和个性化精准健康管理的理想工具。

（三）智能膳食数据库及监测评估体系

随着农业与生物技术不断发展、地理环境与培育方式各异，同种食物间营养素含量也存在较大差别。因此，对不同产地同种食物的各类属性进行信息库的完整建立，是正确辨析食物营养成分和组成及后续分析膳食摄入量的重要基础。同时，食品组学、数字营养指纹图谱、区块链等技术的应用为食品营养价值评估、食品溯源、食品真实认证、食品质量与安全领域带来新思路。

食物指纹图谱技术通过标示某些复杂食物化学特征的光谱或色谱图，能完全解析食物的成分，目前已广泛应用于中药材领域。结合化学指纹图谱、矿物质指纹图谱、DNA 指纹图谱技术，可以研究出针对普通食物的数字营养指纹图谱。这一系统不仅能识别不同动植物的地理来源、遗传多样性、生产系统，还能在食品安全层面有效揭露潜在的掺假分子证据，从而进行食物产地溯源与质量控制。同时，所得出的全维度营养价值或药用功能描述具有专一性与代表性，极大地确保调查的后期营养素计算的准确性，以及膳食干预中的食物选择精准性。膳食指数通过个人实际膳食摄入量计算获得膳食质量评分，可用于评价个人整体膳食质量。依托云计算、大数据、AI、移动通信、物联网、区块链等数字化技术手段，将精准的膳食调查与各种膳食指数数据库相链接，可形成数字化智能膳食质量评估体系。预期未来参与者可在移动终端通过输入日常膳食，就可迅速获得经膳食指数运算的膳食质量分数，以此评估自身饮食质量及在人群中的排名，起到监督、警示、干预的作用。此外，还可开发更多针对特定疾病（如肥胖、糖尿病、代谢综合征、肌肉衰减综合征等）的膳食指数，作为筛查潜在或高风险人群的工具之一。

二、智能化精准营养干预

人们对健康饮食的要求逐年增加，营养师的数量需求也在不断增加。在日本，每 300 人就配备 1 个营养师；在美国，每 4000 人配备 1 个营养师；而在中国，每 40 多万人才有 1 个营养师。相比发达国家，我国公共营养师的人才缺口极大。AI 如何助力日益增长的营养需求，是新时代营养学领域乃至公共卫生领域的重点内容之一。膳食营养因素是影响代谢性疾病发生、发展的首要因素之一，不同个体对营养素或膳食元素的吸收利用、代谢和膳食与疾病的关联均具有较大差异。因此，针对不同人群的生理病理特点，营养干预手段应不尽相同，AI通过大数据信息的全面整合和智能分析在个体的精准营养干预过程中体现出很大的优势。

（一）针对普通人群的饮食指导

科学的膳食管理是尽早预防和干预慢性病的重要手段。依赖膳食智能决策支持系统的智能化配餐，实现多维度大数据信息整合，评估个体对营养素的需求和吸收利用能力，从而建立科学合理的精准营养方案。

1.《数字化精准饮食配餐指南》标准编制

目前市面上营养相关的 APP 具有食谱推荐功能，但大多仅基于身高、体重、年龄、基础疾病、过敏史的自我报告数据进行配餐，并未实现严格、准确的精准个性化定制配餐。2021 年 8 月，我国深圳市慢性病防治中心与当地企业联合提出全球首个《数字化精准饮食配餐指南》标准编制，拟运用数字化手段将碳水化合物、蛋白质、脂肪、膳食纤维等营养素，和含盐量、食物多样性营养关联因素进行定量化和数据化检测和标注，同时将饮食各项营养数据与个体差异性数据的营养需求进行智能化、专业化和精准化地配置。

2. 智能配餐的微信小程序和 APP

通过自主研发的微信小程序和 APP，根据用户输入的基础身体数据、日常运动消耗及体检医检等信息，以 AI 精准算法开展综合性专业分析，形成针对个人的基于卡路里、蛋白质、碳水化合物、脂肪、盐量、膳食纤维等食物多样性为主要成分指数的量化配餐方案，并由大型中央厨房直接提供个性化的配餐服务。通过将个人餐食营养数据和大型数字化配餐系统相融合，线上输入数据和预订餐食、线下精准配餐和高效配送的方式，实现智能化营养配餐。

目前 AI 还可基于庞大的数据库，例如食物营养数据、健康人口的统计数据以及多项已发表的调查结果，通过收集用户的几滴血液样本，检测相应的生物标志物，就可以得到用户能量与代谢、激素、炎症、肌肉与骨骼健康程度的评价，从而可以给出更加精准的个性化配餐服务。

3.AI 膳食营养系统

目前，已有公司开发校园 AI 膳食营养系统，利用 AI 与营养健康技术，为学校提供食谱营养分析、营养配餐智能化、膳食均衡精准化、健康数据可视化、特殊人群定制化、专业营养师线上线下指导等服务，围绕家、校、社等不同场景，促进学校营养均衡管理标准化、智能化，促进家庭膳食营养管理干预的科学化，促进学生健康档案数据监测常态化，建立"科学检测－专业评估－有效干预－持续监测"的科学闭环体系，推动"合理膳食行动"，改善中小学生膳食结构，普及健康饮食文化。

4.AI 营养师

在大健康趋势下，消费者的健康意识大幅提升，但部分消费者对营养知识认知不足，对营养补充剂搭配也并不熟悉。而 AI 技术的进步将为食品行业的创新带来诸多机遇，为产品概念到消费的整个生命周期的各个方面提供了更大的可能性。在创新者接受新的生产方法的同时，消费者转向应用程序和 AI 以获得个性化营养的指导，并更好地解决如何成功满足他们的需求。2020 年全民营养周启动仪式上，搜狗搜索宣布推出全球首款"AI 营养师"，其覆盖了 18 类细分人群的人群库、超过 1800 种食材营养素的食材库、超过 2000 种疾病饮食建议的疾病库，构建了目前国内饮食营养领域最全面最权威的营养健康知识图谱。在此基础上，利用自然语言理解和知识计算，针对大规模疾病、食物、营养元素等数据构成"AI 智慧大脑"，可根据不同用户的个性化需求，给用户提供通俗易懂的解答及有效的知识延伸。此外，借助更加深层的 AI 技术，还可以将检测指标深入到基因、微生物组里，集中在利用重复性的数据指导消费者。AI 应用在营养食品领域，相当于每一位用户身边都拥有了一位私人营养师，可以随时随地分析食物营养，并且提出相对科学的饮食建议。

5."数字化虚拟双胞胎"模型

精准医学领域的快速发展为营养学理论和实践向精准营养转变开辟了道路。"数字化虚拟双胞胎"概念近年来也逐渐被引入营养学领域。集成－组学技术、可穿戴传感器、物联网和消费者互联网行为等大数据技术和云计算的应用积累了大量关于基本健康单元的数据（如全基因组 SNP 谱、免疫表型、生物临床数据等）、行为信息（如身体活动跟踪）和环境监测（如食物消耗）等资源。这些资源的记录可以帮助建立"数字化虚拟双胞胎"模型———一组和个体基本健康单元具有相似特征的人。患者的"数字化虚拟双胞胎"能帮助营养师为用户制订个性化的营养措施，在膳食营养、辅食、营养补充剂、肠内肠外制剂等方面，满足不同人群的营养需求和为改善他们的生活方式提供策略，这样就可以消除不想要的、不必要的甚至有害的饮食或生活方式，只有最有益的干预措施才能得到应用。健康行为参数可以作为"数字化双胞胎"模型建立的基础。科学家从人群中收集了大量的代谢、生物化学、肠道菌群和体力活动等方面的数据，并与他们的基因型相结合，利用多基因风险评分和相关网络整合这些数据并确定与生理疾病相关的分析簇，此研究表明建立个人数字化信息有助于指导健康行为的实施，并改善与健康相关的生物标志物。

虽然技术取得了进步，但是需要克服因开发"数字化双胞胎"模式造成的若干理念障碍和实施困难。个性化的饮食建议是由分子、表型和生物临床数据决定的，需要更强大的计算工具来容纳和访问生成的大量数据，进一步开发计算方法，以充分探索大数据在精确营养中的运用潜力。物联网保健平台正在迅速兴起，以移动应用程序、可穿戴设备和其他物理设备，促进纵向生物、营养、生活方式和健康数据的集成。实施"数字化双胞胎"模式不仅要求精心界定的技术手段和保障措施，还需要建立详细的法律框架，以保护敏感的个人信息。此外，还需要解决一些重要问题，即如何处理这些数据、如何储存这些数据、如何快速、准确获得这些数据、如何实现最大限度的数据访问保护，以及如何确保数据库的安全和有效互操作性。目前，"数字化虚拟双胞胎"技术更多应用于大健康领域，主要应用于患者健康状况实时获取、安全环境提供、全方位的创新服务平台搭建等方面，但在营养领域仍处在探索初期。

（二）针对疾病人群的营养干预

1.AI 智能营养分析仪

目前市面上逐渐涌现出一些 AI 智能营养分析仪，它们可集合数据智能，新科技技术，金标准体态密度法体成分监测、体征数据管理、智能膳调（能量、能量结构、功能营养素、优选食物）的营养方案，落实营养的治疗、预防、保障、代谢、调理价值。针对营养喜好调查饮食种类及餐饮结构，发现可能存在的饮食问题并指导改善；调查运动情况，评估身体活动水平，精准测算每日所需能量；分析用户营养需求；检测体成分数据，智能出具能量、能量结构、营养素方向餐食结构、食物优选的营养方案。产品具有智能调膳、快捷精准监测、数据智能决策、高效便捷治疗的优势特点，可以显著提高诊疗效果，提升诊疗效率，还可以通过数据智能增加诊疗手段和收益。AI 智能营养分析仪的诞生受到了营养界的广泛关注，营养分析的价值可落地到多科室、多人群，需求巨大，市场发展前景广阔。AI智能营养分析仪用户疗效好、体验感强、易执行，便于临床广泛高效地针对患者开展营养诊疗。

2. 智能化临床营养管理系统

医院营养诊疗管理平台，以临床营养科诊疗工作流程标准为核心而设计的临床营养诊疗全流程管理系统。

（1）智能化全院联动营养风险筛查。

在住院患者中开展营养风险筛查越来越受到重视，在《临床营养科建设与管理指南（试行）》及《营养筛查及评估工作规范（试行）》中指出首诊医师是营养筛查的第一责任人，患者入院后24小时内应完成首次营养筛查。开展住院患者营养筛查、评价、诊断和治疗，并逐步开展住院患者营养筛查工作，了解患者营养状况，是强化临床营养专业医疗质量安全管理、提高患者入院24小时内营养风险筛查率、保障患者健康权益的关键环节。为使营养诊疗联动开展，将营养风险筛查量表嵌入HIS系统，使门诊医生和住院医生一键完成营养风险筛查，提高筛查效率，对有营养风险的患者弹出营养会诊和营养干预提示，促进临床科室与营养科的高效联动。

（2）临床营养工作台。

临床营养工作台是专为医疗机构营养科而设计的独立工作平台，明确营养诊疗流程，强化制度管理。从营养筛查到营养诊疗的闭环管理流程，指导临床医生选择合适的筛查工具，严格按照筛查内容和评分标准进行营养风险筛查和营养诊疗。临床营养工作台功能包括营养风险筛查、营养评估、营养治疗、肠内营养制剂推荐、智慧化营养配餐（治疗膳食）、膳食指导、营养病历、健康宣教、临床营养管理和质控、营养查房及随访、出院宣教、产品管理、仓库管理、财务报表、患者移动端等诸多功能模块。其可无缝对接医院HIS管理信息系统，一键读取患者信息，可快速完成营养筛查、肠内营养制剂推荐、膳食营养食谱推荐，解决营养筛查智能化、特医处方自动化、医院营养配餐个性化这三大问题。

3. 主动健康模式下的营养管理

广西医学科学院·广西壮族自治区人民医院研发了"3＋1＋2"主动健康云平台体系，采用大数据、AI、机器学习、物联网及5G等新一代信息技术，结合关口前移、早诊早治、医防融合、主动健康新模式，通过在自治区层面搭建主动健康智慧医疗创新平台，整合智慧医疗"产、学、研、用、管"全链条研发力量，构建以健康为中心的主动健康智慧医疗工程体系。该体系以健康状态的动态辨识、健康风险评估和健康自主管理为主攻方向，构建以主动健康科技为引领的一体化健康服务体系，是实现对"全人群、全周期、全方位"三位一体健康管理的重要技术支撑。

以营养为例，①通过建立和完善"3＋1＋2"主动健康信息平台的建设及其配套标准规范，将打破营养科普遍存在的信息孤岛现状，能够极大增强营养科和各部门之间医疗信息数据资源的流动性，有助实现营养科与临床科室、健康管理中心等各部门之间高效的信息共享和业务协同，减少各科室的沟通成本，有力促进营养干预流程优化整合。"3＋1＋2"主动健康信息平台建设完成后，为整个医疗行业的监督管理系统和电子政务系统建设提供数据资源共享和统一技术平台支撑，可以更好地为医疗行业提供综合分析和辅助决策服务，最终实现医院各科室工作效率的增强，提高为患者、为行业服务的综合水平。②通过对患者全生命周期的营养管理，获取海量医疗大数据，并对数据进行结构化处理归类，挖掘出背后价值，从而实现数据驱动技术进化。比如通过 AI 技术，开展营养相关疾病的全面筛查和预测；通过机器学习技术，实现个人膳食习惯的预测及给出相应的预警和改善建议。建立一个与居民互动的健康信息化平台，有利于提高居民营养知识知晓率与行动转化率，延长居民寿命，提高全民幸福指数，产生积极的社会效益。③"3＋1＋2"主动健康信息平台能够有效支撑主动健康营养管理事业的发展，从而在行业起到示范性作用，为其他医院在营养管理医疗系统、供应链管理优化等方面提供可行性参考与解决方案，方便其他医院开展主动健康营养管理的落地应用，实现被动健康管理转换为主动健康管理，提高全人群营养健康意识，对疾病实现早防早治，节省医疗资源，积极响应卫生健康委深化医疗体制改革政策，对创建全民健康工作、促进社会经济发展及建设和谐社会具有深远意义。

三、数字科技和人工智能在食品领域的应用

食品产业作为国民经济重要支柱产业和保障民生的基础产业，其中数字化食品产业已经成为其未来发展模式的必要趋势。我国的食品产业也进入高质量发展阶段，食品消费正由生存型消费向健康型、享受型消费转变，由吃饱、吃好向保

障食品安全、健康、满足食品消费多样化转变。因此，新兴的 AI 与大数据分析技术给食品领域带来了全新的科学分析方式。目前，中国的数字化食品产业主要体现在食品制造业的转型升级、现代食品安全检测和食品安全数字化监管等方面。加速数字化食品成为未来食品的重要工业制造与发展模式，推进食品产业数字化转型，将对食品行业所有部门的发展升级产生越来越大的影响，也将重新塑造食品行业的核心竞争力。

（一）食品制造

1. 数字化食品概念和特征

数字化食品是基于推进数字化进程所产生出来的一种产品类型，是数字转型的产物，其反映了消费者对便利服务的持续需求。数字化食品目前被认为是利用 AI 等数字化技术，通过人类营养健康需要、食品原料物性等数据化，借助食品生物合成、食品重组、增材制造、智能化加工、智慧化包装等食品加工相关技术产生，具备精准或定制化制造和供给的典型特征。

数字化食品以原料来源、消费者爱好与个性需求、食品检测等全方位收集与整合的大数据为核心，通过食品数据资源的有效利用以及开放的数据生态体系使得数字价值充分释放，来驱动传统产业的数字化转型升级和新食品业态的培育发展。因此，数字化食品的发展依赖于推动数字化发展的几项关键技术，例如物联网、区块链技术、AI、大数据及云计算等技术，同时也是食品企业、食品消费 – 物流 – 监管系统不断实现数字化的必然趋势。数字化技术可以提高食品的质量和安全，增强食品的营养和功能，满足食品的个性化和定制化需求，提升食品的效率和可持续性，创造食品的新价值和新体验，有效推进食品的健康化进程，推动食品行业高质量发展和保障人民健康。

2. 数字化食品的加工技术

（1）食品合成技术。在传统食品制造技术基础上，采用合成生物组学技术，特别是食品微生物基因组设计与组装、食品组分合成途径设计与构建，创建具有食品工业应用能力的人工细胞，将可再生原料转化为重要食品组分、功能性食品添加剂和营养化学品，以解决食品原料和生产方式过程中存在不可持续的问题，实现更安全、更营养、更健康和可持续的食品获取方式。食品合成生物技术能够基于食品营养、人体健康、食品制造大数据，靶向生产精准营养与个性化食品，有助于解决未来食品面临的重大挑战。

（2）食品重组技术。食品重组技术是改善食品口感、提高营养价值和经济效益的重要手段，也是数字化食品加工的技术之一。挤压质构重组技术是通过机械混合、揉搓、剪切、高压等物理或化学作用，赋予食物原料新的质地和结构。根据挤压产品的最终形态，挤压技术可分为挤压膨化、挤压蒸煮和挤压组织化。生物质构重组技术则是采用生物手段即重组酶的作用，实现食品性能的优化。例如谷氨酰胺转氨酶可改善肉制品、乳制品、植物蛋白制品等食品的凝胶强度；脂肪酶可将天然的脂肪或脂肪酸进行改性重新构建，得到特殊性能的结构脂质。

（3）食品组学和营养组学技术。作为数字化时代的新型战略资源，大数据正在改变着食品工业的加工和生产方式，而食品组学和营养组学技术的发展为数字化食品提供了收集更多数据的能力。食品组学是一种综合性的分析手段，涵盖了食品及营养相关的所有研究领域及其使用的研究工具，特别是基因组学、转录组学、蛋白质组学和代谢组学等。随着科学技术的飞速发展，食品组学研究迈入新时代，能够用于研究和收集食品制造全过程的质量、安全、营养数据，如食品物性数据、营养体征数据等，为食品生产的数字化奠定技术基础，提升精准营养制造能力。

（4）3D 打印技术。3D 打印食品，是通过自动化增材工艺所制备的一种餐食，通俗来讲其实就是通过食品 3D 打印技术所制造的食物。食品 3D 打印技术主要是基于数据模型，采用可食用原料（如巧克力、面团、奶酪、水凝胶、肉类等）逐层沉积的方法制造实体产品的技术。由于 3D 打印技术能够在成分、结构、质地和口味上创造出更多样化的食品，已经开始运用于食品的个性化设计，根据配方和营养成分的不同，对食品组分进行优化以制造出可满足不同人群需求的健康食品，具有节约原料成本、产品造型丰富、个性化营养定制，以及极易满足人体健康需求等优点，在未来食品工业数字化发展的现状和趋势中将发挥重要作用。

3.AI 助力新食品开发

AI 中的智能计算还能够应用于新食品开发过程中，通过对信息进行深度分析与整合利用，实现对数据资源的价值提取与挖掘，在进行深度数据处理的基础上，从而发现不同数据之间存在的关联，总结出潜在的规律，为科研人员分析受体与配体之间的影响、营养分子的影响，识别并研究营养素靶标等提供帮助，加快新食品的研发进程。

基于我国传统饮食文化的食药同源理论，不少植物既是食材又是药材。利用大数据与AI技术创新食药同源网络，开发新的、满足不同人群口味的药膳食谱，是未来食品科学发展的一个重要方向。通过大数据技术分析不同食材的各种化学成分，依据这些成分组建食药同源网络，利用AI的个性化推荐功能，生成深度网络模型等，不断创新药膳食谱，使其不仅能够满足人的营养需求，也能预防并干预一些慢性病。

（二）食品监管

1.食品溯源

食品企业利用区块链食品溯源结合物联网、云计算、大数据和遥感信息等技术，通过感知设备、通信网络射频识别、防伪标签和二维码等设备对食品的生产、加工、运输、销售等全过程建立食品溯源。在食品溯源中，每一个环节都会被赋予一个唯一的ID，并通过加密技术保证信息的不可篡改性。消费者可以通过查询这些ID，了解食品的详细信息和安全情况。食品溯源技术的应用可以大大提高食品质量安全的保障。一旦出现食品安全问题，可以迅速定位问题源头，找出责任方，有效保障消费者的权益。

2.AI食品检测

生物传感技术可以用于快速检测食品中的污染物和有害物质，提高食品安全水平。生物传感技术基于生物体或生物分子与目标物质之间的特异性相互作用，可以快速、准确地检测出食品中的微生物、农药残留、重金属等有害物质，确保食品的安全性和健康性。此外，生物传感技术还可以应用于食品的质量监管和快速检测。例如，检测面包中的水分含量、油脂含量或糖分含量。

AI的机器学习和深度学习算法，可应用于食品质量控制和安全检测，通过对食品成分、营养价值和微生物污染等数据的分析，快速判断食品的质量和安全性，并预测潜在的风险。例如，可以利用图像识别技术判断食品的外观质量，或者利用自然语言处理技术分析食品的成分列表，提醒消费者潜在的过敏风险。

3.AI智能监控

利用无人机可以搭载高清摄像头和传感器，用于监测食品生产和加工环节中的安全问题。例如，农田巡查时，无人机可以监测农作物的生长情况和病虫害情况。通过无人机的航拍和图像分析技术，种植人员可以及时发现并识别农田中的病虫害问题，帮助农民采取相应的控制措施，提高农产品的安全性。无人机还可以用于检测食品生产过程中的卫生状况，通过远距离多方位实时监测食品加工车间、仓库等环节的卫生情况，发现潜在的污染源和食品安全隐患。通过无人机的监测，可以提前发现问题并及时采取措施，确保食品的安全和卫生。

AI监控可在食堂或餐厅的厨房监控工作人员有无按规定穿戴衣帽、口罩和有无老鼠等热血生物出现，还可标记出厨房内的设施设备，如厨房内的工具、容器、清洗水池等，并记录其使用状况。相对于传统的监管模式，AI监控模式大大降低了监管过程人力物力的损耗，明显提升了食品风险预警的准确率，有效降低其安全风险的发生率。AI赋能于食品安全监管，使监管水平与监管效能大幅提高，并在行业内、企业间树立了相应的威慑力，在监督市场乱象、维护市场秩序的同时，很好地规范了企业的生产行为。借助于AI，通过实时监测，发现问题可及时报警，并自动留取相关证据，很大程度上节约了政府的监管成本，提高了监管精确度，拓展了监管维度，为政府相关政策的决策部署提供有效数据支撑，强化了食品监管的精细度与透明度，同时也维护了食品安全禁区的高压线。

4. 智能监管

区块链技术可以加强食品安全监管和合规性管理。监管部门可以通过区块链平台实时监测食品生产和供应链的情况，发现潜在的风险和问题，并及时采取相应的措施，保障公众的食品安全。还可研发智能监管平台，通过汇集各市食品市场销售数据，提供智能化的检索、分析、可视化服务，帮助监管人员更好地掌握食品在市场销售过程中质量安全监管的情况，解决各地食品溯源监管系统标准不统一、数据不互通的问题。

（三）食品营销

1. 精准定位消费者

原料属性、价格、供应商、产品属性、营销和监管、可及性、可承受性、便利性和可取性等食品环境的数字化，已经促使新的食品买卖形式的出现。从当前形势来看，数据及信息已经成为各大食品企业发展中不可或缺的一项关键要素，借助大数据技术收集到的消费者数据，便于食品企业分析消费者的兴趣、购买习惯、食品喜好等特点，充分了解消费者需求，精准地定位消费者，为消费者提供差异性、个性化的产品及服务，以免因消费者的信息掌握不到位或存在方向偏

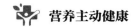

差，而出现盲目推广、非需求性推广等问题。

值得注意的是，目前许多在线食品配送平台使用密集的营销策略，如折扣、免费配送和促销套餐等手段推销一些不健康的食品，如超加工食品或含糖饮料等，这也负面影响到了大众的消费习惯。企业应合理地利用大数据的优势，根据消费者的消费特征，分析并倡导消费者购买相应的适合的健康食品，正面引导大众的合理消费、健康饮食和养成节约美德。

2. 丰富市场营销模式

食品企业依托于 AI、大数据信息的优势作用，市场营销模式也随之拓宽，无论是线上营销还是线下营销，营销方式更为多元化，营销策略的时效性更强。食品企业可应用大数据技术挖掘消费者需求，转变产品及服务方向，确保更新频率或调整方向与消费者对应的数据信息相协调。通过利用现代数据挖掘技术，也便于根据生成的数据预测消费者的隐性、深层次需求，促使食品推广的深度及广度都有所延伸，促使营销模式得到优化及完善，并拓展了信息渠道和营销渠道。此外，大数据技术与云计算技术的高效衔接，也可带动食品企业数据库的升级换代，增强营销策略设计的针对性，对策略成果做出评估，以便在未来的市场营销中进行调整及改善，进一步提高自身营销管理能力，逐步扩大企业的市场占有率。

3. 提高数据挖掘及分析能力

通过对市场动态信息及消费者数据进行收集及分析，便于食品企业更加全面地掌握整个行业的发展态势，明确自身在市场中的位置，找准企业市场营销中的薄弱处，基于数据分析结果，制订并调整营销策略。例如，食品企业在电商平台进行产品销售时，可掌握消费者登录平台高峰时间段、爆品商品的销售数量、各类食品的回购率等数据，逐渐掌握在此平台上的销售规律，而后再根据此平台上的数据设计宣传内容，制订营销计划。

食品企业还应当结合自身发展情况，基于大数据集成系统，制定出更为合理的价格体系，将商品推广方案与价格协调优化，增强商品性价比，提高消费者对商品的满意度，促使食品企业的营销策略能够始终与消费者需求相吻合，扩大食品企业的市场营销覆盖面。

（四）食品供应

随着电子商务的发展及营销业态的变革，食品供应链全球化和供应链的延伸使得食品的生产、加工、运输和销售环节变得更加复杂，增加了食品安全监管的难度。新技术的应用为食品安全保障带来了新的机遇和挑战。生物传感技术、无人机技术、区块链技术和 AI 等新技术逐渐被应用于食品供应链体系中。运用物联网技术和区块链技术，通过二维码识读设备、射频识别装置、红外线供应器、全球定位系统和激光扫描器等信息传感设备，按照约定的协议，可将任何物品与互联网进行连接。随后，通过传播媒介开展信息交换和通信，以实现智能化识别、定位、跟踪、监控和管理。在智能供应链中，基于先进传感器和网络的物联网技术的供应链全程监控，生鲜食品供应链全过程通过温度、湿度和振动等信息采集和微环境控制，以及运输、配送节点和路径优化，使供应流程标准化与智能化，以便实现庞大的智能供应。还可以通过物联网技术同步处理食品流通过程的数据信息，在服务器接收数据的同时对其进行更改和分析，并能够在远端数据库提供下载，助力数字化食品产业实现高效联通，为市场提供更安全、更可靠的供应链。

四、智慧主动健康

随着数字技术在医疗健康领域的深度融合，智慧主动健康服务为满足居民多元化的健康需求和防治慢性病提供了新的思路。大力开展数字技术与主动健康服务的融合建设，调动广大人民积极参与智慧主动健康服务管理，既是时代之需，也是未来之求。"健康中国""数字健康"等战略规划中重点提及了"健康关口前移""全人类、全生命周期健康管理""数字技术＋健康需求创新融合"等关键措施说明国家层面对数字技术在主动健康服务中的应用发展给予了大力支持，为主动健康服务的智慧化创新创造了良好的政策环境。

在数字技术集成与人工智能应用的赋能下，发挥营养在促进健康中的价值潜能，深化其与主动健康管理之间的嵌入融合，调动全民积极参与营养健康干预和主动健康管理，提高全民营养健康素养，养成健康的饮食习惯，促使主动健康管理迈向便捷式、协同化、定制化、精准化、智能化。但目前主动健康数字化转型力度不足，无法实现营养相关数据的系统化整理和智能化分析，缺乏动态评估，导致无效干预、营养摄入不合理等问题频繁发生。此外，主动健康营养服务主要是针对某一类特定人群，采用制订干预方案－执行干预方案－进行预后评估的服务方式，缺乏对广大用户前置基础信息与健康情况的调查分析，造成管理方案的个性化、针对性和科学性不强。针对以上问题，亟须采用数字技术与 AI 的开放性、无边界性、强互动性等优势来解决，实现主动健康模式的智慧化创新。

目前，可应用于营养干预和健康管理的数字技术与设备集合，包括但不限于健康信息采集时的智能可穿戴设备与传感装置、健康数据储存分析时的各项大数据技术、健康管理应用时的各类系统服务平台，以及 5G 通信与导航技术等基础底座。在技术集成的基础上各类数字技术相互嵌入融合，对主动健康服务的作用由数字化转型升级至智能化创新应用，激发健康数据生态、智慧服务系统平台、多模态人机交互、数字孪生等技术的功能实现，进而重构服务组织模式，实现主动健康服务的智慧化创新。

将各项数字技术应用至主动健康营养服务全过程中，并发挥自身技术优势，在提高服务质量与效益的同时，也可满足用户多元化的健康需求。智慧化主动健康营养服务包含计划生成阶段和长期管理阶段。计划生成阶段服务内容：精准预测健康风险与膳食处方推送，将膳食摄入情况和营养状况对身体健康状况进行智能化综合评估，精准定制或推送营养处方和健康管理计划。长期管理阶段服务内容：用户在使用辅助移动智能设备执行计划方案时，以"柔性可穿戴设备＋数字监测系统＋人工智能建模"的形式进行动态生物信号采集分析，建立电子健康档案并储存至系统平台，基于大数据技术构建的分析预测模型对营养健康数据进行分析，并以可视化形式展现，专业营养师利用分析结果进行各项指标评估，以此划分用户健康等级、制订并推送精准的个性化营养处方与健康管理计划。

用户可在营养师和健康管理师的远程监督指导下开始接受营养干预和自我健康管理，经主动健康服务平台对用户自我监测行为进行远程监督。当用户出现不良事件或管理依从性下降时，系统会作出积极反馈，及时提醒用户并上报至管理医师。在营养干预过程中，基于自我监测数据的达标情况，结合危险评估结果发出智能预警，依据用户目前的营养健康状况进行动态调整。营养师或健康管理师通过监测数据与分析结果对用户进行综合评价，经平台对用户给予及时反馈和定期随访，了解其生活状况并调整计划方案，以闭环服务模式帮助用户养成良好的饮食习惯，实现用户健康饮食行为态度的改变。该应用还可根据用户的健康信息和饮食习惯，精准推送营养与健康宣教内容、虚拟现实下营养与健康知识科普等服务。

健康大数据技术为精准制订个性化营养健康服务提供参考依据，并有效辅助服务过程中用户与营养师和健康管理师的行为决策。区块链技术赋能于营养健康管理服务全流程，实现医疗机构、社区、用户等实体间的健康信息透明共享，同时又保证了服务中隐私数据的安全性。采用数据库和数据智能系统进行融合交互，对服务中的多源异构数据信息进行采集、分析、建模处理，充分发挥健康数据的多维价值，形成大数据驱动下的营养健康管理新模式。

五、展望与挑战

随着智能可穿戴设备、"互联网＋"云平台、大数据、AI 与机器学习等数字科技不断建立完善，其功能逐渐应用于营养和食品领域，从各个环节和各层面体现数字化营养的优势，在人们的健康管理和慢病防治中发挥重要作用。与此同时，数字科技在营养领域的应用也面临诸多挑战。我国膳食种类丰富、地域差异大、烹调方式多样，如何有效整合营养健康领域的多方资源，满足不同个体的营养健康需求以及探索不同营养研究问题，还需各领域专家多方协作，达成共同目标。此外，部分营养电子数据库质量仍然堪忧，存在关键信息缺失、数据更新不及时等问题。不同机构和数字设备之间的信息交换和共享能力缺乏，"数据孤岛"现象普遍存在。在伦理方面，营养师、临床医生和用户在接受并使用数字技术进行营养健康管理时，易产生对数据隐私安全性和可靠性的担忧，不利于数字营养技术和产品研发的落地使用。伦理学和人文道德问题的研究须跟进深化，例如针对"数字孪生"、AI 等新兴的研究领域如何建立规章、法律以明确数字技术应用中的道德规范等。

数字健康"新基建"的覆盖程度决定了智慧主动健康服务的精细程度与应用广度。将物联网、大数据、云计算、AI 等技术在大健康领域深入部署，以信息基础设施为底座、以融合基础设施为应用、以创新基础设施为动能，为智慧主动健康服务提供便捷化、处方推动精准化、管理过程智能化提供有力支撑。相信随着科技的不断发展，AI 和数字科技在营养、食品和主动健康领域将会具有更加广阔的应用前景。

参考文献

［1］GOVINDARAJU D, ATZMON G, BARZILAI N.Genetics, lifestyle and longevity：Lessons from centenarians［J］. Appl Transl Genom, 2015（4）：23-32.

［2］VAN DER MEIJ BARBARA S, PHERNAMBUCQ E C, FIETEN G M, et al. Nutrition during trimodality treatment in stage Ⅲ non-small cell lung cancer：Not only important for underweight patients［J］. J Thorac Oncol, 2011, 6（9）：1563-1568.

［3］ELIA M. Nutrition and health economics［J］.Nutrition, 2006, 22（5）：576-578.

［4］MA P, LAU C P, YU N, et al. Image-based nutrientestimation for Chinese dishes using deep learning［J］.Food Res Int, 2021（147）：110437.

［5］LEE Y, HOWE C, MISHRA S, et al. Wireless, intraoral hybrid electronics for real-time quantification of sodium intake toward hypertension management［J］. Proc Natl Acad Sci U S A, 2018, 115（21）：5377-5382.

［6］SAHA T, DEL CAÑO R, MAHATO K, et al. Wearable electrochemical glucose sensors in diabetes management：A comprehensive review［J］. Chem Rev, 2023, 123（12）：7854-7889.

［7］SEMPIONATTO JR, LIN M, YIN L, et al. An epidermal patch for the simultaneous monitoring of haemodynamic and metabolic biomarkers［J］. Nat Biomed Eng, 2021, 5（7）：737-748.

［8］MEDINA S, PEREIRA J A, SILVA P, et al. Food fingerprints：A valuable tool to monitor food authenticity and safety［J］. Food Chem, 2019, 278：144-162.

［9］GKOUSKOU K, VLASTOS I, KARKALOUSOS P, et al. The "Virtual Digital Twins" concept in precision nutrition［J］. Adv Nutr, 2020, 11（6）：1405-1413.

［10］AHMADZADEH S, LENIE M D R, MIRMAHDI R S, et al. Designing future foods：Harnessing 3D food printing technology to encapsulate bioactive compounds［J］. Crit Rev Food Sci Nutr, 2023：1-17.

［11］孙长颢.营养与食品卫生学：［M］．8版.北京：人民卫生出版社, 2017：

218-219.

［12］杨月欣，葛可佑.中国营养科学全书：全2册［M］.2版.北京：人民卫生出版社，2019：7035-7110，8187-8246.

［13］蔡东联.营养师必读［M］.北京：人民军医出版社，2006.

［14］孙璨，唐尚锋，陈超亿，等.主动健康内涵分析［J］.中国公共卫生，2023，39（1）：68-72.

［15］廖粤生，刘洪武，王先亮.我国实施主动健康战略的理论价值、现实困境与纾解方略［J］.中国卫生经济，2023，42（9）：1-5.

［16］王素凡，王成增，付航，等.主动健康的关键要素与实现路径探讨［J］.医学与社会，2023，36（6）：25-29，58.

［17］庞元捷，余灿清，郭彧，等.中国成年人行为生活方式与主要慢性病的关联：来自中国慢性病前瞻性研究的证据［J］.中华流行病学杂志，2021，42（3）：369-375.

［18］张玉彭，章黎，黄迎春，等.中国住院病人营养不良及住院时间延长的危险因素分析［J］.肠外及肠内营养，2020，27（3）：136-142.

［19］齐玉梅，马旭东，刘先夺，等.全国医疗机构临床营养医疗服务与质量安全调研［J］.中国卫生质量管理.2021，28（11）：34-36.

［20］陈娇莲，卓紫虹，周小戈，等.我国临床营养学科研究的发展脉络与展望［J］.现代医院，2022，22（2）：245-248.

［21］胡建平，饶克勤，钱军程，等.中国慢性非传染性疾病经济负担研究［J］.中国慢性病预防与控制，2007（3）：189-193.

［22］陈之秀.营养教育促进人类健康发展：访北京大学公共卫生学院营养教育专家柴巍中教授［J］.食品界，2023（2）：19-23.

［23］殷鹏，齐金蕾，刘韫宁，等.2005～2017年中国疾病负担研究报告［J］.中国循环杂志，2019，34（12）：1145-1154.

［24］宋春花，王昆华，郭增清，等.中国常见恶性肿瘤患者营养状况调查［J］.中国科学：生命科学，2020，50（12）：1437-1452.

［25］吴飞妍，林惠，邓宁，等.数字助推理论在膳食行为干预领域的应用研究［J］.健康教育与健康促进，2023，18（2）：171-175，214.

［26］蒋朱明，陈伟，张澍田.中国11个城市大医院6个临床专科5303例住院患者营养不良风险筛查（期中小结摘要)［J］.中国临床营养杂志，2006，14（4）：263-264.

［27］张勇湛.营养治疗膳食管理中存在的问题及对策［J］.中国城乡企业卫生，2012，27（4）：11-12.

［28］李敏，汪敏.我国特殊医学用途配方食品标签管理的对策建议［J］.医学与法

学，2023，15（4）：69-73.

[29] 许琦，郑锦锋，姜明霞.特殊医学用途配方食品信息系统的设计与应用［J］.中国卫生信息管理杂志，2021，18（1）：102-105，122.

[30] 临床营养项目专家工作组.特殊医学用途配方食品（FSMP）临床管理专家共识（2021版)[J].中国医疗管理科学，2021，11（4）：91-96.

[31] 张中朋，李桂英，陈昆尧.2021年上半年营养健康食品进出口贸易情况及展望［J］.精细与专用化学品，2021，29（12）：11-14，41.

[32] 郑加荔，姜烁，李晓光，等.数字技术实现个体精准营养的应用与展望［J］.中华预防医学杂志，2022，56（12）：1872-1879.

[33] 周梦烨，薛菲莉，李谦谦.基于文献计量的可穿戴产品设计发展与趋势分析［J］.工业工程设计，2023，5（5）：52-64.

[34] 刘泽龙，李健，王静，等."双循环"新格局下我国食品营养与健康产业发展策略研究［J］.中国工程科学，2022，24（6）：72-80.

[35] 辛晓伟，方玉，龚丽青，等.全程营养管理在晚期胃癌化疗病人中的应用［J］肠外与肠内营养，2019，26（4）：193-197.

[36] 朱国良.食品链数字化从理念走向实践［J］.中国仪器仪表，2020（4）：23-26.

[37] 李兆丰，刘炎峻，徐勇将，等.数字化食品在新时代下的发展与挑战［J］.食品科学，2022，43（11）：1-8.

[38] 陈坚.中国食品科技：从2020到2035［J］.中国食品学报，2019，19（12）：1-5.

[39] 梅木兵，陈博.新技术在食品安全保障中的应用与挑战［J］.食品安全导刊，2023（18）：145-147.

[40] 冉迪，曾琳，陈香梅，等.食品安全信息监管中人工智能与大数据的应用［J］.食品安全导刊，2019（5）：178-181.

[41] 梁超，王华，汤立许.智慧主动健康服务框架构建与应用策略研究［J］.中国工程科学，2023，25（5）：30-42.

[42] 唐普贤.全国大医院老年住院患者营养状况调查［D］.北京：北京协和医学院，2012.

[43] 马冠生，赵丽云.中国居民营养与健康状况监测报告（2010—2013）［C］//中国营养学研究发展报告研讨会.北京：北京中国营养学会，2014.

[44] 张元欣.贯彻"大食物观"理念食品安全和营养健康各项工作取得积极进展［N］.中国食品安全报，2022-06-30（D1）.